Fach-
buch
Klett-Cotta

Bindungspsychotherapie – Bindungsbasierte Beratung und Psychotherapie,
eine Reihe in zehn Bänden von Karl Heinz Brisch

Das Wissen der Bindungstheorie kann vielfältig für eine bindungsbasierte Beratung und Therapie in allen Altersstufen angewandt werden, wobei sich die Diagnostik und Behandlung je nach Lebensalter der Patienten unterschiedlich gestaltet.

Anhand von vielen Beispielen aus der klinischen Praxis gibt die Reihe eine Einführung in die Grundlagen der Bindungstheorie sowie in die diagnostischen Methoden und die Schritte einer bindungsorientierten Beratung und Therapie vom Säuglings- bis ins Erwachsenenalter.

Jeder Band enthält

- ein Kapitel über die spezifischen Grundlagen der Bindungspsychotherapie für die jeweilige Altersstufe resp. Klienten- oder Patientengruppe,
- zahlreiche ausführliche und kommentierte Therapiebeispiele.

Die Einzelbände behandeln folgende Themen:
1. Band: Schwangerschaft und Geburt
2. Band: Säuglings- und Kleinkindalter
3. Band: Kindergartenalter
4. Band: Grundschulalter
5. Band: Pubertät

Weitere Bände in Vorbereitung

Karl Heinz Brisch

Kindergartenalter

Bindungspsychotherapie – Bindungsbasierte Beratung und Psychotherapie

Klett-Cotta

Klett-Cotta
www.klett-cotta.de
J. G. Cotta'sche Buchhandlung Nachfolger GmbH
Rotebühlstraße 77, 70178 Stuttgart
Fragen zur Produktsicherheit: produktsicherheit@klett-cotta.de

Umschlag: Roland Sazinger, Stuttgart
Unter Verwendung eines Fotos von © katharina neuwirth – Fotolia.com
Gesetzt von Eberl & Koesel Studio, Kempten
Gedruckt und gebunden von Esser printSolutions GmbH, Bretten
ISBN 978-3-608-94830-1

Vierte Auflage, 2025

Bibliografische Information der Deutschen Nationalbibliothek
Die Deutsche Nationalbibliothek verzeichnet diese Publikation in der
Deutschen Nationalbibliografie; detaillierte bibliografische Daten
sind im Internet über <http://dnb.d-nb.de> abrufbar.

Inhalt

Dank

Ich danke allen Eltern und Kindern sowie Kolleginnen und Kollegen, durch die ich die verschiedensten Therapieerfahrungen machen konnte, denn diese sind in die Fallgeschichten dieses Buches eingeflossen. Ohne diese gesammelten klinischen Erfahrungen wäre es mir nicht möglich gewesen, dieses Buch zu schreiben.

Dank des großen Engagements von Dr. Heinz Beyer vom Verlag Klett-Cotta konnte auch dieser dritte Band der Reihe »Bindungspsychotherapie – Bindungsbasierte Beratung und Psychotherapie« rasch beim Verlag realisiert werden. Durch das große Engagement von Birgit Vogel, die wiederum schnell und zuverlässig aus meinen Diktaten das erste Manuskript zu diesem Buch erstellt hat, wäre diese Publikation nicht so rasch möglich gewesen. Ein besonderer Dank gilt Thomas Reichert, der in bewährter Weise wiederum das Redigieren des Manuskripts übernommen hat und dessen Rückmeldungen und Korrekturvorschläge dieses Buch wesentlich leichter lesbar gemacht haben.

Vorwort

Das vorliegende Buch ist der dritte Band aus der Reihe »Bindungspsychotherapie – Bindungsbasierte Beratung und Psychotherapie«. Er fokussiert auf die Entwicklungszeit des Kindergartenalters. Zunächst werden wiederum die Grundlagen einer bindungsorientierten Psychotherapie ausführlich erläutert und die Besonderheiten für die Altersphase des dritten bis sechsten Lebensjahres dargestellt. An vielen Fallbeispielen wird aufgezeigt, wie die unterschiedlichsten Symptome der Kinder mit den Lebensgeschichten und den frühen Bindungserfahrungen der Eltern sowie weiterer Bindungspersonen und mit deren Kindheit zusammenhängen. Die bindungsorientierte Psychotherapie und Beratung sowie die vielfältigen methodischen Ansätze, einschließlich Traumatherapie, werden anhand von vielen Fallbeispielen nachvollziehbar dargestellt.

Ein besonderer Fokus der Behandlungsbeispiele liegt auf der Problematik, die entsteht, wenn die Eltern durch ihre eigenen psychischen Schwierigkeiten, psychiatrischen Erkrankungen, ja sogar Gewalttätigkeit in der Partnerschaft die Entwicklung ihrer Kinder gefährden. Hierbei spielen besonders die früheren Erfahrungen der Kinder mit ihren Bindungspersonen eine große Rolle, deren Auswirkungen sich teilweise erst im Kindergartenalter mit der Entwicklung von Symptomen zeigen. Die Beispiele sollen verdeutlichen, wie Störungen in dieser Zeit entstehen können, aber auch, wie durch sehr zeitige Interventionen, etwa eine Kinderspieltherapie, die jeweils auch die Beratung und teilweise sogar die Therapie der Eltern – mit Fokus auf ihrer Lebensgeschichte – mit einschließt, eine Veränderung für die Kinder, aber auch für die Eltern erreicht werden kann.[1]

---

1 Die in diesem Band wiedergegebenen Beispiele geben das in Therapien und Beratungen Erfahrene nicht eins zu eins wieder, sondern fassen klinische Erfahrungen aus Behandlungen jeweils in einer typischen Behandlung zusammen; sie geben somit die Problematik sowie die Art des Ansatzes einer bin-

Dieser Band richtet sich an alle, die mit Eltern und Kindergartenkindern arbeiten und diese auf ihrem Entwicklungsweg begleiten, wie etwa Kinderärzte, Allgemeinärzte, Kinder- und Jugendpsychiater, Psychiater und Psychotherapeuten, Krankenschwestern und Pfleger, Psychologen, Berater, Sozialarbeiter, Mitarbeiter und Mitarbeiterinnen des Jugendamtes sowie der Sozialdienste, Pädagogen, Heilpädagogen, Krankengymnasten, Erzieherinnen und Erzieher im Kindergarten und Seelsorger sowie letztlich auch an Eltern. Ich hoffe, dass all diese Zielgruppen von den im Buch beschriebenen theoretischen Grundlagen sowie den Fallbeispielen in ihrer täglichen Arbeit profitieren können und dass viele sich angesprochen fühlen, das Präventionsprogramm »B.A.S.E.® – Babywatching« in ihren jeweiligen Einrichtungen einzuführen.

Karl Heinz Brisch

---

dungsbasierten Beratung und Therapie paradigmatisch wieder. Alle Namen sind frei erfunden.

Einleitung

Die Kindergartenjahre, mit denen sich dieses Buch beschäftigt – das Alter von etwa drei bis sechs Jahre –, sind für die Entwicklung eines Kindes von großer Bedeutung, weil in dieser Zeit deutlich wird, wie gut das psychische Fundament ist, das in den vorausgegangenen Jahren bei ihnen angelegt wurde. Auf dem Boden einer sicheren Bindung konnte im besten Fall sowohl eine gesunde motorische, kognitive, soziale als auch eine gesunde emotionale Entwicklung des Kindes gelingen. Die vorausgegangene Phase des Säuglings- und Kleinkindalters konnte von vielfältigen Schwierigkeiten und Störungen begleitet sein (s. Band 2 der Reihe »Bindungspsychotherapie«), deren Auswirkungen erst im Kindergartenalter zu erkennen sind. Besonders dann, wenn das Kind jetzt unvorhergesehenen psychischen Belastungen ausgesetzt wird, zeigt sich, wie stabil – oder instabil – das früh angelegte Bindungsfundament ist und wie unterschiedlich – je nach früher Entwicklung – sich die gegebenenfalls erforderliche Behandlung gestaltet und frühere Defizite ausgeglichen werden können.

Im ersten Teil dieses Buchs werden die allgemeinen Grundlagen einer Bindungspsychotherapie sowie die spezielle Form der Bindungspsychotherapie für Eltern und Kinder im Kindergartenalter beschrieben. Im zweiten Teil gehe ich auf die Besonderheiten der Bindungsentwicklung im Kindergartenalter ein. Nach einer einführenden Darstellung einer gesunden Entwicklung beschreibe ich Schutz- und Risikofaktoren. Diese können in der einen oder anderen Weise die Bindungsentwicklung entweder unterstützen oder auch komplizieren und insofern beeinflussen, ob das Kind und die Eltern womöglich eine bindungsorientierte Hilfestellung und Therapie benötigen. Das Vorgehen in einer solchen Therapie wird im anschließenden dritten Teil an den verschiedenen Therapiebeispielen verdeutlicht.

In diesem Teil werden entsprechend aus bindungstheoretischer Sicht anhand von Beispielen verschiedenste Komplikationen und ihre bindungsorientierte Behandlung beschrieben. Hierbei wird auch auf Erfahrungen aus der Geschichte der Eltern, die als Risikofaktoren die Entwicklung des Kindes beeinflussen können, etwa auf Erfahrungen von Vernachlässigung, Gewalt sowie auch psychiatrische Erkrankungen, Bezug genommen. Die Fallbeispiele zeigen auch, welche Bedeutung all dies für die Entwicklung des Kindes hat.

Themen in den Beispielen sind etwa Trennungsängste, Aggressivität, Geschwisterrivalität, Bindungsstörungen, Verluste von Bindungspersonen, die Eingewöhnung in den Kindergarten sowie weitere Störungen im Kontext von außerfamiliärer Betreuung. Ebenso werden die bindungsorientierte Psychodynamik der Symptomentwicklung sowie die Therapie bei Kindern mit Ess- und Schlafstörungen erläutert, nach Streit in der Elternbeziehung und Scheidung, nach emotionaler Vernachlässigung des Kindes oder nach der Erfahrung sexueller Gewalt. Dies alles sind sehr relevante Themen, mit denen Eltern, Erzieherinnen, Therapeuten und Pädagogen sowie Kinderärzte heute konfrontiert sind und die sie sehr beschäftigen. In den Therapiebeispielen schildere ich auch jeweils die bindungsorientierte Begleitung, Beratung und Therapie der Eltern, denn ohne entsprechende »Elternarbeit« ist die Behandlung der Kindergartenkinder kaum möglich.

Im vierten Teil beschreibe ich die Möglichkeiten einer Prävention in Bezug auf aggressive und ängstliche Verhaltensstörungen mit dem von mir entwickelten Programm B.A.S.E.® – Babywatching, das inzwischen in vielen Kindergärten in den verschiedensten Ländern der Welt mit Erfolg eingesetzt wird (vgl. www.base-babywatching.de). Das Buch schließt mit einer Zusammenfassung und einem Ausblick, der bereits auf die bindungsorientierte Arbeit mit Eltern und Kindern im Grundschulalter hinweist, die in einem weiteren Band dieser Reihe zur Bindungspsychotherapie beschrieben wird.

TEIL 1

Bindungspsychotherapie

Allgemeine Grundlagen einer Bindungspsychotherapie und bindungsbasierten Beratung

Eine bindungsbasierte Beratung und Therapie – im Folgenden auch kurz Bindungspsychotherapie genannt – ist keine eigenständige Therapiemethode. Vielmehr geht es darum, eine bindungsorientierte Sichtweise in Diagnostik und Behandlung aufzunehmen. Sie kann mit sehr unterschiedlichen Therapieschulen und Methoden kombiniert und in sie integriert werden.[1]

Als grundsätzliche Voraussetzung, um mit einer bindungsbasierten Psychotherapie beginnen zu können, gilt, dass ein sicherer äußerer Rahmen gegeben sein muss. Zunächst sollten äußere Stressoren – besonders sowohl soziale Stressoren wie Arbeitslosigkeit, Armut, Wohnungslosigkeit, aber auch Stressoren durch nahe Bindungs- und Beziehungspersonen – so weit wie möglich reduziert werden. Weiterhin ist eine Grundvoraussetzung, dass ein sicherer »innerer Rahmen« gegeben ist. Damit ist gemeint, dass die betroffenen Klienten zu einer ausreichenden Stress- und Affektregulation im Alltag fähig sind. Hierzu sind eine gewisse emotionale Sicherheit und ein gewisses Maß an Stabilisierung notwendig.

Sind diese Voraussetzungen nicht gegeben, so ist eher an eine stationäre denn an eine ambulante Beratung oder Bindungspsychotherapie zu denken. Ein sicherer äußerer wie innerer Rahmen als Grundvoraussetzung für die Psychotherapie ist immer so frühzeitig und so

---

1 Die ersten Seiten dieses Teils wiederholen Darstellungen aus den ersten beiden Bänden dieser Reihe, da sie die allgemeine Grundlage des Folgenden bilden und zu dessen Verständnis erforderlich sind, vor allem für Leserinnen und Leser, die Band 1 bzw. 2 nicht gelesen haben.

langfristig anzustreben wie irgend möglich (Brisch 2015; Bowlby 2001; Holmes, 2002, 2006, 2012).

Ich beschreibe im Folgenden verschiedene Phasen der Bindungspsychotherapie.

Fünf Phasen der Bindungspsychotherapie

Phase 1: In der Anfangsphase ist es immer von großer Bedeutung, dass der Therapeut bzw. die Therapeutin einen sicheren emotionalen therapeutischen Bindungsrahmen herstellen kann. Bei den Klienten/Patienten gibt es die verschiedensten Bindungsstörungsmuster und auch Bindungsschwierigkeiten, wenn sie in der Anfangsphase mit dem Therapeuten einen therapeutischen Kontakt herstellen wollen. Hier ist es sehr wichtig, dass die Therapeuten die verschiedenen Muster der Bindung sowie auch der Bindungsstörungen kennen, um sich auf die bizarren Varianten der Interaktionsmuster und der Kontaktaufnahme einzustellen und dem Patienten dennoch die Möglichkeit zu geben, eine sichere Beziehung im Sinne einer therapeutischen Bindung herzustellen. Dies muss der Therapeut an erster Stelle leisten.

Wenn ein Patient – z. B. mit einem bindungsvermeidenden Muster – einen Termin, den er als dringlich bezeichnet und verabredet hat, nicht wahrnimmt, könnte ein Therapeut daraus schließen, dass er kein Interesse an der Therapie hat. Dies wäre aber ein Fehlschluss, da es bei bindungsvermeidenden Patienten nicht selten ist, dass sie zwar einen Therapiewunsch haben, gleichzeitig aber Therapietermine zu Anfang nur zögerlich, verspätet oder gar nicht wahrnehmen. Hier ist es erforderlich, dass der Therapeut im telefonischen Kontakt nachfragt und nicht gleich die Therapie daran scheitern lässt, dass der für den Erstkontakt vereinbarte Termin nicht wahrgenommen wurde.

Für die Herstellung einer therapeutischen Bindung ist es von großer Bedeutung, dass die Therapeuten mit maximaler therapeutischer Feinfühligkeit vorgehen. Dies heißt aber, dass sie die Fähigkeit hierzu vorher selbst durch entsprechende Ausbildung erworben haben müssen; es mag »Naturtalente« geben, die von Haus aus große Fähigkeiten zur therapeutischen Feinfühligkeit mitbringen, alle anderen Therapeuten müssen dies im Rahmen der Ausbildung anhand von entsprechenden Supervisionen, Feedbacks, Videotrainings und dergleichen lernen – andernfalls bestünde keine gute Voraussetzung, um eine sichere therapeutische Bindung herstellen zu können. Nach wie vor ist aber die Ausbildung in therapeutischer Feinfühligkeit nicht Kernbestandteil jeder therapeutischen Ausbildung – das gilt für alle therapeutischen Schulen.

Phase 2: Wenn sich der Patient in der therapeutischen Beziehung langsam sicherer fühlt, wird er beginnen, seine Lebensgeschichte und seine aktuellen Konflikte und Probleme etwas mehr zu explorieren, sprich: uns zu berichten. Es ist wichtig zu wissen, dass zwischen sich entwickelnder Bindungssicherheit und beginnender Exploration ein Gleichgewicht bzw. eine wechselseitige Abhängigkeit besteht – das heißt konkret: Wenn die Bindungssicherheit wächst, der Patient sich sicherer fühlt, wird automatisch die Explorationsfreude und -bereitschaft aktiviert. Umgekehrt bedeutet dies: Wenn der Patient in der Therapie Angst bekommt oder wir als Therapeuten ihm durch unsere Haltung, Gestik, Mimik, Art der Intervention Angst machen, wird er automatisch seine Explorationsfähigkeit und damit auch den Bericht über seine aktuellen Schwierigkeiten und Probleme oder seine Lebensgeschichte etwas mehr einschränken.

Von besonderer Bedeutung für die bindungstherapeutische Arbeit sind Trennungserfahrungen, Verluste sowie traumatische Erfahrungen, weil diese das Bindungssystem gemäß dem Ansatz der Bindungstheorie am meisten aktivieren. Die Exploration soll in der Therapie mehr an bindungsrelevanten Themen »entlanggehen« und diese auch fokussieren und weniger konfliktzentriert arbeiten. Es geht also weniger um Konflikte zwischen Wunsch und Angst, die sich aus verschiedenen lebensgeschichtlichen Perspektiven und aus verschiedenen entwicklungspsychologischen Phasen ergeben haben können, sondern um eine Bindungsanamnese, die speziell auf bindungsrelevante Themen fokussiert. Das Erwachsenen-Bindungsinterview

(Adult Attachment Interview, AAI; vgl. Main et al. 2003; George et al., 1984; Gloger-Tippelt 1997) ist eine ausgezeichnete Möglichkeit, eine Bindungsanamnese sehr strukturiert durchzuführen. (Die Fragen des AAI sind auf S. 319–324 in Brisch 2015 nachzulesen.) In der Arbeit mit Schwangeren, werdenden Vätern und jungen Eltern kann das Bindungsinterview bei der Frage danach, ob die Betreffenden wichtige Menschen verloren haben, noch um die Frage nach verstorbenen Kindern – auch etwa Schwangerschaftsunterbrechungen, Fehl- und Totgeburten – ergänzt werden.

Phase 3: Der Patient macht in der Beziehung zum Therapeuten neue Bindungserfahrungen, erlebt entsprechend Sicherheit und emotionale Unterstützung, womit auch die therapeutische Bindungsbeziehung sich stabilisiert und wächst; gleichzeitig wird er aufgrund erster Enttäuschungen und Irritationen in der Bindungssicherheit in der Übertragung beginnen, alte Erfahrungen von Verlusten und Trennungen und stressvolle Erfahrungen auf den Therapeuten zu projizieren. Das heißt, es kommt zu einer Bindungsübertragung in der Therapie; dies bedeutet, dass der Patient seine Bindungswünsche und -ängste auf den Therapeuten überträgt und auch seine bisherigen Bindungserfahrungen – z. B. Bindungstraumatisierungen in der Beziehung mit frühen Bindungspersonen – in der Beziehung mit dem Therapeuten aktivieren und inszenieren wird. Besonders am Anfang und am Ende der Stunde kann das Thema »Trennung« relevant werden, bewirkt durch mit dem Setting verbundene Trennungen wie eben das Ende der Stunde, vorhergesehene Therapieunterbrechungen etwa durch Urlaube, unvorhergesehene Unterbrechungen z. B. durch Krankheiten des Therapeuten. All diese Trennungen können das Bindungssystem des Klienten »erschüttern«, etwa wenn der Patient traumatische Trennungserfahrungen erlebt hat, oder »stressen«, so dass er hierdurch in der Übertragung seine bindungsrelevanten Erfahrungen neu zeigen und für den Therapeuten auch offenlegen kann. Hier ist es wichtig, dass der Therapeut diese Inszenierung der Bindungsübertragung versteht, die in der Regel mit Angst, Wut, Enttäuschung und Hoffnung auf mehr Sicherheit und Stabilität verbunden ist.

Gleichzeitig werden auch Realtraumatisierungen aus der Kindheit oder der Vergangenheit des Patienten zum Thema werden, da er durch die Trennungserfahrungen aus der Therapie in der Regel, wie wir sagen, »getriggert« wird, so dass er alte, ungelöste traumatische Erfahrungen jetzt plötzlich wieder intensiver mit allen damit verbundenen Gefühlen wahrnimmt. (»Trigger« ist im Amerikanischen der Abzug am Gewehr. Wenn dieser bis zu einem Druckpunkt und schließlich darüber hinaus gespannt wird, dann löst sich beim Überschreiten des Druckpunktes die Kugel, der Schuss geht los und lässt sich nicht mehr aufhalten oder zurückhalten; ähnlich ist es mit alten unverarbeiteten Affekten: Werden sie durch andere Reize aus der Erinnerung wachgerufen, kommen sie immer mehr an die Oberfläche des affektiven Erlebens. Steigt der affektive Druck über den »Druckpunkt« an, dann kommt es zu einer plötzlichen affektiven Überflutung und einem Ausbrechen der Affekte; diese können weder »zurückgeholt« noch kontrolliert werden.)

Solche »Triggerungen« von früheren Verlusten und Trennungserfahrungen oder traumatischen Erfahrungen lassen sich erfahrungsgemäß nicht vermeiden; sie sind auch durchaus erwünscht, wenn erst einmal eine stabile therapeutische Bindungsbeziehung etabliert ist. Denn dann können die Erfahrungen mit eigenen unverarbeiteten Affekten in der therapeutischen Bindungsbeziehung gehalten, neu in einer geschützten sicheren therapeutischen Bindungsbeziehung prozessiert und verarbeitet und somit auch integriert werden. Jetzt hat der Klient – im Unterschied zu der früheren traumatischen Situation – eine therapeutische Bindungsperson zur Seite, so dass er sich nicht mehr vor den heftigen Affekten fürchten muss. Es wird nun möglich, alte traumatische Erfahrungen entsprechend zu prozessieren. Hierbei können weitere therapeutische Methoden, wie EMDR (Eye Movement Desensitization and Reprocessing) (Brisch 2012a, b; Hofmann 2014; Hofmann & Besser 2003) und Screentechnik (Brisch 2004, 2006), Anwendung finden.

Es können viele therapeutische Methoden, auch kreative Methoden wie Kunst-, Musik- und Bewegungstherapie, angewandt werden, um Affekte, die noch nicht verarbeitet sind, zu integrieren. Grundsätzlich ist zu bemerken: Bei den alten unverarbeiteten Bindungstraumatisierungen, die der Klient – mit den entsprechenden seelischen Wunden – überlebt und überstanden hat, besteht das größte Problem darin, dass die mit diesen Erfahrungen verbundenen Affekte abgespalten oder dissoziiert wurden. In der therapeutischen Beziehung können diese Affekte mit den entsprechenden Erfahrungen wiederbelebt und aktiviert werden, z.B. auch durch die Bindungsübertragung. Aufgrund dieser Aktivierung wird es jetzt möglich, auf dem Boden einer hilfreichen, realen, sicheren therapeutischen Bindungsbeziehung die alten unverarbeiteten Affekte erneut zu verarbeiten und auch mit den entsprechenden Geschichten bzw. Narrativen der Erfahrung zu verbinden, so dass es zu einer Integration des Erlebten kommen kann.

Phase 4: Wenn mehr und mehr solcher alten affektiven Erfahrungen positiv verarbeitet und integriert werden können, hat der Patient (oder Klient) in der Regel mit seinen Affekten mehr »Luft« zum »Atmen und Handeln« und mehr Möglichkeiten zu einer Veränderung seiner Realbeziehung. In der Regel berichten die Patienten dann, dass sie auch außerhalb der Therapie neue Erfahrungen mit Personen machen konnten. Gleichzeitig beginnt eine intensive Phase der Trauerarbeit. Meist können die Patienten jetzt realisieren, wie ihr Leben hätte verlaufen können, wenn sie diese oder jene traumatische Trennungs- und Verlusterfahrung nicht gemacht hätten.

Am Ende der Therapie wird es möglich zu sehen, dass der Patient seine ursprüngliche Bindungsrepräsentation – diese kann vermeidend, ambivalent oder auch desorganisiert sein – verändert hat und er in der therapeutischen Beziehung vielleicht zum ersten Mal ein inneres Gefühl von emotionaler Sicherheit erlebt und integriert sowie auch »emotional abgespeichert« hat. Wir sprechen dann von einer erworbenen Bindungssicherheit (»earned secure«; vgl. Main 1995) –

von einer Sicherheit, die durch den therapeutischen Prozess erst auf den Weg gebracht wurde, sprich: durch die Therapie erst erworben oder gewonnen werden konnte.

In der Phase der Trauerarbeit kann es den Patienten phasenweise noch mal sehr schlecht gehen; sie sind depressiv, suizidal und hadern teilweise mit ihrem Schicksal, dass sie etwa in ihrer Kindheit durch solche Höllenqualen und schlimmen Erfahrungen hindurchgehen mussten und ihnen dadurch so viele Möglichkeiten und Entwicklungen in ihrem Leben versperrt geblieben sind. Es ist wichtig, dass diese Phase ausreichend bearbeitet und in der therapeutischen Beziehung erlebt werden kann, d.h. es ist genügend Raum für die Trauerarbeit erforderlich. Wenn ein Klient viele bindungsrelevante Trennungs- und Verlusterfahrungen durchgemacht hat, gibt es genügend Grund, auch hierüber real zu trauern. Oftmals sind die heftigen Gefühle von Schmerz und Trauer bisher noch nie in eine Beziehung eingebracht worden, so dass jetzt, in der therapeutischen Bindungsbeziehung, erstmals auch Trost, Unterstützung, Verständnis, Anerkennung des Leids und liebevolle Begleitung im Trauern erfahren werden können. Dies ist genau das Gegenteil von dem, was die Patienten oft vorher erlebt haben: nämlich Verleugnung des Schmerzes, reale Traumatisierung, keine Anerkennung der schmerzvollen und leidvollen Erfahrungen, die vielmehr bagatellisiert oder als solche verleugnet wurden.

Phase 5: Wenn mehr und mehr traumatisches Material und bindungsaffektgeladene Erfahrungen verarbeitet wurden, kann der Patient zunehmend außerhalb der Therapie explorative neue Wege gehen, sich auf neue Beziehungen, aber auch auf neue berufliche Aktivitäten und andere Weisen der explorativen Erkundung des Lebens einlassen. Zum ersten Mal kann er über einen Abschied von der Therapie nachdenken, gleichzeitig ist diese Phase dann aber auch von Ängsten im Hinblick darauf geprägt, wie der Patient in der Lage sein wird, ohne die therapeutische Unterstützung und die Sicherheit der Therapie den Alltag zu leben und zu gestalten.

Intervallbehandlung

Aus diesem Grunde biete ich den Patienten immer wieder an, dass sie jederzeit in die Therapie zurückkehren können, wenn sie erneut Angst haben oder unvorhersehbare Dinge geschehen oder wenn sie feststellen sollten, dass der Schritt der Ablösung und Trennung von der Therapie und der Abschied zu früh erfolgt sind. Wenn die therapeutische Bindungsbeziehung von Sicherheit und Schutz geprägt war, werden Patienten immer wieder auf die therapeutische Beziehung zurückgreifen, wenn sie zu späteren Zeiten in Not, Angst und Schrecken geraten und ihnen diese Empfindungen so bedrohlich erscheinen, dass sie glauben, dies nicht alleine bewältigen zu können. Oftmals sind die Behandlungsphasen dann kürzer. Solche erneuten Kurzbehandlungen bezeichne ich dann als »Intervallbehandlungen«.

Es ist selbstverständlich, dass der Patient in solchen Fällen auf die sichere emotionale therapeutische Beziehung der früheren Therapie zurückgreifen kann, da die therapeutische Bindung in der Übertragungsbeziehung zwischen Therapeut und Patient mit dem Abschied am Ende der ersten Therapie nicht aufgelöst wird. Vielmehr nimmt der Patient die innere sichere Repräsentation aus der therapeutischen Beziehung mit in sein Alltagsleben hinein und kann dann auch bei schwierigen, komplexen, Angst machenden Situationen auf diese zurückgreifen, ohne dass er den Therapeuten real aufsuchen oder überhaupt kontaktieren muss. Wenn er die Situation aber nicht bewältigen kann und sie ihm als sehr stressvoll erscheint, ist es eine wichtige Erfahrung und Information für den Patienten, dass er sich dann jederzeit wieder bei seiner »therapeutischen sicheren Basis« melden und an den vorigen therapeutischen Prozess anknüpfen kann.

Da die gesamte Vorgeschichte des Patienten mit seinen spezifischen Verletzungen bekannt ist, können solche therapeutischen Intervallbehandlungen in der Regel ohne größere Verzögerung und »Anwärmphase« beginnen. Es ist eine Erfahrung, die ich immer wieder mache, dass Patienten Platz nehmen und auch nach Jahren in der Therapie fortfahren, als ob sie gestern die letzte Stunde gehabt hätten (Bowlby 1995; Brisch 2015).

Spezielle Grundlagen der Bindungspsychotherapie für Eltern mit Kindern im Kindergartenalter

Kinder haben in der Regel bereits bis zum Kindergartenalter ein inneres Arbeitsmodell von Bindung entwickelt. Dieses kann sicher, unsicher-vermeidend oder unsicher-ambivalent sein oder sogar psychopathologisch, wenn es desorganisiert oder bindungsgestört ist. Je nach Ausbildung des kindlichen Arbeitsmodells und der zugehörigen Bindungsrepräsentation der Eltern gestaltet sich der bindungsorientierte Zugang zum Kind und seinen Symptomen unterschiedlich.

Eine besondere Herausforderung im Kindergartenalter stellen das – im Vergleich zu vorher – gesteigerte Erkundungsbedürfnis der Kinder sowie ihre verstärkte Freude an Bewegung und Aktivität dar. Sie wollen herumtollen und die Welt aktiv – und auf eigene Faust – kennenlernen, erkunden, »auseinandernehmen«, um zu erfahren, was die Welt der belebten und unbelebten Objekte »im Innersten zusammenhält« – oder eben das Smartphone, den Wecker oder die Eisenbahn. Gleichzeitig sind sie schon sehr in Beziehungen eingebunden, denn das Beziehungsnetz erweitert sich über die familiären Beziehungen hinaus zu den Erzieherinnen im Kindergarten, die nun zu Bindungspersonen werden, zu den Freundschaften mit Spielkameraden und anderen wichtigen Personen, etwa Pädagoginnen, die das Kinderturnen oder die musikalische Früherziehung anleiten. So viele Beziehungen müssen sie aufnehmen, auseinanderhalten, im Bindungssinne unterschiedlich einschätzen – etwa als »sicher« oder »bedrohlich« oder »Angst machend« –, zudem unterschiedliche Situationen bewältigen; es ist gar nicht so einfach, etwa in der Kindergartengruppe – bei oftmals großer Dynamik in den Gruppenprozessen – einen sicheren Platz zu finden. Wenn sie sich über die Eltern – ihre bisherige sichere Basis – hinaus auf weitere Bindungspersonen – etwa die Erzieherinnen im Kindergarten – einlassen können, erscheint dies nach außen als großer Autonomieschritt. Die »Kreise« der Welterkundung, die die Kinder in diesem Alter zwischen 3 und 6 Jahren ziehen, werden im besten Falle immer größer, bis sie etwa vielleicht im

Kindergarten übernachten und zum ersten Mal nachts die Mutter oder den Vater nicht in greifbarer Nähe haben!

Was die Eltern betrifft, so werden bei ihnen, wenn ihre Kinder im Kindergartenalter sind, ganz andere Erfahrungen aus ihrer Vergangenheit aktiviert, als wenn die Kinder im Säuglings- und Kleinkindalter sind. Weil unsere frühesten Erfahrungen, an die wir uns erinnern können, oft aus der Kindergartenzeit stammen, können Eltern sich an das, was sie selbst in diesem Alter erlebt haben, eventuell erinnern, es ist »bewusstseinsnäher«. Die Erfahrungen vor dem zweiten, dritten Lebensjahr stammen aus dem vorsprachlichen Bereich und unterliegen häufig einer frühkindlichen Amnesie. Wenn die Eltern selbst im Kindergartenalter Erfahrungen von Einsamkeit, Trennung, Vernachlässigung, Gewalt oder andere traumatische Erfahrungen durchlebt haben, wird für sie die Eingewöhnung ihres eigenen Kindes in den Kindergarten vermutlich besonders stressvoll sein. Dasselbe gilt für weitere Erfahrungen, die ihr Kind in dieser Zeit macht.

Eltern, die selbst bindungssicher sind und die auch bindungssichere Kinder haben, werden die Eingewöhnung in den Kindergarten feinfühlig begleiten und ihr Kind dabei unterstützen, dass es zu einer weiteren Person – der Erzieherin – eine sichere emotionale Basis aufbauen kann, so dass es sich an diese Erzieherin wenden kann, wenn es im Kindergarten großen Stress, Angst oder auch Bedrohung erlebt. Solche Eltern sehen wir in der Kindertherapie oder in der Beratung selten, da sie ihrem Kind bei größeren Sorgen, Gefahren oder anderweitigen Aktivierungen des Bindungssystems als sichere Bindungspersonen zur Seite stehen. Das Kind wird sich in solchen Fällen auch unmittelbar an sie wenden. Gibt es jedoch traumatische Geschehnisse in einer Familie – wie etwa der Verlust einer Bindungsperson (s. die Beispiele im entsprechenden Abschnitt in Teil 3) –, so werden sich die Eltern im günstigen Fall sehr rasch um eine Beratung und Psychotherapie ihres Kindes kümmern. Sie können ihr Kind dabei in der Regel gut unterstützen und begleiten. Wenn sie sich aktiv an der Elternarbeit beteiligen, tun sie etwas für sich und helfen damit zugleich auch ihrem Kind.

Das Kindergartenalter ist üblicherweise die Zeit, in der mit einer Kinderspieltherapie gearbeitet werden kann. In der Regel freuen sich die Kinder auf das Kinderspieltherapiezimmer, erkunden neugierig die ihnen fremden, aber für sie doch interessanten Spielsachen, so dass sie mit der Zeit beginnen, im Rahmen der Spieltherapie ihre inneren Welten und Konflikte zu spielen, zu inszenieren, im Rollenspiel zu zeigen; sie bringen aber auch in der Art ihrer Spielhemmung zum Ausdruck, welches ihre großen Konflikte, Ängste und Schwierigkeiten sind. Begleitend dazu findet eine intensive Elternarbeit statt.

Wie sich der Beginn der Kinderspieltherapie und ihre Entwicklung, aber auch die Elternarbeit bzw. die Elternberatung gestalten, das hängt vom Bindungssystem des Kindes bzw. der Eltern ab. Ist das Kind z. B. unsicher-bindungsvermeidend, so wird es sich in der Kinderspieltherapie zunächst eher an Regelspielen – wie etwa dem Spiel mit Quartettkarten oder Würfelspielen – »festhalten«, Gefühle und Affekte vermeiden, wenig inszenieren, im Spiel sehr zurückhaltend sein, sich mit einem Spiel oft über Stunden beschäftigen. Spielt ein Kind z. B. stundenlang mit einem Regelspiel, so verzweifelt der Therapeut oder die Therapeutin oft mehr und mehr, weil er oder sie nicht spüren und erleben kann, was das Kind im Inneren bewegt und beschäftigt – außer eben Verzweiflung und Angst, welche der Therapeut bzw. die Therapeutin in der Gegenübertragung erleben. In solchen Fällen ist also eine typische »langatmige« Herangehensweise erforderlich, die dem Kind über kleine feinfühlige Interaktionen mit der Zeit ermöglicht, so viel Sicherheit zu entwickeln, dass es beginnen kann, etwas von seinen angstmachenden Affekten, die abgespalten und vermieden sind, zu zeigen. Ein solches Kind hat – indem es keine Antwort bekam, bedroht oder zurückgewiesen wurde – sehr früh in der Bindungsbeziehung zu seinen Eltern oder anderen Bindungspersonen gelernt, dass es Ängste und andere Affekte weder zeigen noch darstellen oder im Spiel zum Ausdruck bringen darf. Es hat sehr früh gelernt, sich irgendwie selbst zu helfen und nicht andere etwa über das Spiel um Hilfe zu bitten, indem es dort seine innere Welt darstellt.

Sind die Eltern auch – wie ihr Kind – bindungsvermeidend, wird der Therapeut vermutlich große Schwierigkeiten haben, mit ihnen Termine zu vereinbaren. Die Eltern werden Termine kurzfristig absagen, sie werden zu spät kommen, über viele Verhaltensregeln sprechen, die ihr Kind einzuhalten lernen solle, sehr darauf drängen, dass sie Ratschläge bekommen, dass das Kind möglichst rasch behandelt und wieder funktionsfähig gemacht wird. Auch der »Gehorsam des Kindes gegenüber seinen Eltern« ist ein großes Thema sowie die Angst vor einem »tyrannischen Kind«. Es ist – beim Kind wie bei den Eltern – faszinierend, wie sehr die Affekte abgespalten sind und es um Objektives, Machbarkeit, Reparatur und Reglement geht. Die Eltern haben dabei auch sehr klare Vorstellungen davon, wie ihr Kind funktionieren und wie es sich verhalten soll. Seine Symptome sollen einfach »abgeschaltet« oder »weggemacht« werden. Versuche, mit den Eltern gemeinsam zu verstehen und das Rätsel zu lösen, warum das Kind sich so oder anders verhält, warum es diese Symptome entwickelt hat, welche symbolische Bedeutung in diesen zum Ausdruck kommt, werden von den Eltern abgelehnt. Vielmehr wollen sie Handlungsanweisungen und gute Ratschläge, damit sie ihrem Kind helfen können, im Kindergarten besser »zu funktionieren«. Die Orientierung der Eltern verläuft sehr auf der funktionalen, weniger auf der Gefühlsebene. Je mehr und je rascher die Therapeutin oder der Therapeut auch in den Elterngesprächen anfängt, über Gefühle zu sprechen, und hierauf einen Fokus legt, umso mehr müssen die Eltern abwehren, sich zurückziehen, Termine absagen, bis dahin, dass sie die Therapie manchmal ganz abbrechen.

Es erfordert also viel Geduld, mit bindungsvermeidenden Eltern ein therapeutisches Bündnis im Sinne einer sicheren emotionalen therapeutischen Bindung aufzubauen. Ganz genauso verhält es sich beim Kind, das seine Gefühle – wie beschrieben – ebenso abgespalten hat, seine Not nicht zum Ausdruck bringt, sondern über Reglements oder Regelspiele versucht, sich in der Spieltherapie »über Wasser zu halten«. Konzentriert sich die Therapeutin oder der Therpeut hier zu schnell auf Gefühle, wird sich das Kind noch mehr zurückziehen, darüber klagen, dass die Spieltherapie langweilig sei, oder sich vielleicht sogar weigern, zu dieser zu kommen. Man kann Dreijährige nicht dazu zwingen, einen Spieltherapieraum zu betreten, sich dort über ihre Gefühle zu äußern und diese im Spiel zu zeigen, wenn sie dies nicht freiwillig tun wollen.

Es ist also allergrößte Feinfühligkeit der Therapeutin oder des Therapeuten erforderlich, der diese vermeidende Abwehrstruktur des Kindes und seine Bindungsangst genau erkennen muss und gegenüber dem Kind im Spielzimmer zugleich Distanz wahren und in Kontakt bleiben muss. Zeigt das Kind etwas von seiner Not, ist es wichtig, auf diese einzugehen, aber ebenso mit einer größeren Distanz und nicht mit überschwenglicher Freude, weil das Kind endlich etwas von seinen Gefühlen zeigt; dies würde ihm wieder zu viel Angst machen und es erneut eher in den Rückzug drängen.

Ist der Therapeut oder die Therapeutin selbst eher bindungsvermeidend, so kann eine solche Spieltherapie sehr kühl und mit wenigen Affekten über viele Stunden »dahinplätschern«, ohne dass sich in der Therapie oder zu Hause irgendetwas an den Symptomen des Kindes verändert. Eine solche Therapie würde eher nicht dazu führen, dass unprozessierte Affekte verarbeitet werden können, weil sie davon geprägt wäre, dass sowohl beim Kind wie beim Therapeuten Affekte abgespalten sind. In solchen Fällen werden dann in der Therapie z. B. Übungen durchgeführt, Aufgaben erledigt, aber letztlich kaum neue emotionale, gar sichere Bindungserfahrungen gemacht, die alte stressvolle Erfahrungen korrigieren könnten.

Kindergartenkinder mit einer unsicher-ambivalenten Bindung werden dagegen ihre Not sehr stark emotional zum Ausdruck bringen, dann aber, wenn es um die Therapie geht, eventuell einen Rückzieher machen, Angst haben und etwa darauf bestehen, dass die Mutter mit ins Spielzimmer kommt, weil sie sich nicht trennen können. Ist die Mutter dann mit ihrem Kind im Spielzimmer, so möchte das Kind sie oft wieder gerne hinausschicken. Das heißt, es kann ein sehr ambivalentes Hin und Her geben: zwischen »Komm her!« und »Geh weg!«, zwischen dem Suchen und dem Vermeiden von Nähe, zwischen dem Wunsch: »Ich will alleine ins Spielzimmer gehen«, und der Sorge: »Nein, ich brauche die Mama dazu, ich kann mich nicht trennen«. Nicht ungewöhnlich ist auch eine Scheinautonomie in dem Sinne, dass das Kind die Mutter wegschickt oder sogar am Ende der Therapiestunde nicht wieder zu ihr zurückkehren möchte und sich nicht vom Therapeuten trennen kann.

Solche Spielstunden mit unsicher-ambivalent gebundenen Kindern sind ein Wechselbad zwischen starken Emotionen und rasch folgender Abkühlung. Der Therapeut geht auf expressiv geäußerte Gefühle des Kindes ein, engagiert sich im Rollenspiel und bemüht sich, in dem, was das Kind an Konflikten schon gezeigt hat, durch Mitspielen und Intervenieren weiterzukommen, um plötzlich – noch in derselben oder oft auch in der nächsten Stunde – eine Abschottung bzw. einen Rückzug des Kindes zu erleben. Die Hoffnung des Therapeuten, man könne jetzt von Stunde zu Stunde intensiv an den inneren emotionalen unverarbeiteten Konflikten und Schwierigkeiten des Kindes arbeiten, wird oftmals enttäuscht, weil es zwischen dem Suchen von Nähe und emotionalem Rückzug ein unberechenbares Wechselspiel gibt.

Ähnliche Verhaltensweisen finden sich oftmals auch bei den Eltern. Diese rufen oft hocherregt an, wollen Extrastunden, brauchen dringend eine telefonische Beratung, sind über eventuelle neue Symptome des Kindes erschrocken und können die nächste Elternberatungsstunde kaum erwarten. Geht der Therapeut auf dieses emotional sehr engagierte Verhalten der Eltern ein, die sich offensichtlich große Sorgen machen und sehr viel Angst um die Entwicklung des Kindes haben, wird er manchmal enttäuscht, weil die Eltern sich dann abrupt zurückziehen oder die Therapie sogar kurzfristig abbrechen wollen. Der Grund für ein solches Verhalten ist dann, dass es angeblich keinen Fortschritt gibt oder dass, im Gegenteil, die Symptome weg sind oder aber dass sich die Symptome durch die Therapie zunächst verschlimmert haben, was die Eltern sehr erschreckt und beunruhigt.

In solchen Fällen ist eine therapeutisch-bindungsorientierte Haltung erforderlich, die um diese Wechselbäder weiß und sich davon nicht zu sehr irritieren lässt. Die Therapeutin bzw. der Therapeut muss mit den Eltern emotional im Kontakt bleiben, ebenso mit dem Kind, dabei klare Grenzen setzen und die Strukturen und auch die Einhaltung des Settings überwachen. Das Wort »überwachen« klingt hart, aber es geht wirklich darum, die Grenzen und Strukturen zu schützen, zu sichern. Es passiert immer wieder, dass aufgeregte Mütter mitten in der Spieltherapiestunde die Tür aufmachen, um noch einen wichtigen Gedanken einzubringen, ein neues Symptom zu schildern oder dem Kind noch etwa zu trinken zu bringen. Sie halten es kaum aus, vor der Tür zu warten, weil sie den Prozess, der in der Spieltherapiestunde abläuft, weder beobachten noch kontrollieren können. Es bereitet ihnen Sorge und Angst, dass sich das Kind jetzt autonomer entwickeln und aufgrund der zunehmend emotional erlebten Bindungssicherheit in der Kindertherapie von ihnen abgrenzen könnte.

Trennungen bereiten Mutter und Kind insgesamt große Schwierigkeiten, sowohl an der Tür des Kinderspieltherapiezimmers als auch an der Tür des Kindergartens.

Wenn Kinder im Kindergartenalter eine desorganisierte Bindung entwickelt haben, beruht dies in der Regel darauf, dass sie in ihrer früheren Kindheit schon sehr großen Stress erlebt haben. Dies kann dadurch bedingt sein, dass es bei den Eltern oder einem Elternteil ein unverarbeitetes Trauma gibt, das immer wieder – schon in früherer Zeit – durch das Verhalten des Kindes aktiviert wurde, so dass in der Eltern-Kind-Beziehung großer Stress entstanden ist. Wenn es zu solchen stressvollen Reaktivierungen eigener Gefühle bei den Eltern kam, konnten diese im Kontakt mit ihrem Kind oft nicht empathisch, feinfühlig und emotional auf dessen Stress reagieren, so dass sie manchmal dem Kind Angst machten, gelegentlich auch selbst vor den Symptomen oder den Affekten des Kindes Angst hatten, sich manchmal ängstlich und hilflos zurückgezogen haben.

Die desorganisierten Verhaltensweisen des Kindes machen den Kindergartenerzieherinnen größte Schwierigkeiten, weil das Kind manchmal mit heftigen positiven Gefühlen auf sie zuläuft, Nähe, Kontakt und Trost einfordert, wenn Nähe hergestellt ist, dann aber teils den Kontakt abbricht, ja aggressiv wird, wegläuft, auch andere Kinder aggressiv behandelt und in seinem Verhalten insgesamt für alle Beteiligten – für die Erzieher wie für die Eltern – oft unberechenbar ist.

Diese Unberechenbarkeit bereitet auch im Therapiezimmer große Schwierigkeiten. Während das Kind auf der einen Seite kurzfristig im Kontakt sein kann und es möglich ist, eine kurze Spielsequenz oder ein Rollenspiel durchzuführen, kann es sein, dass es den Kontakt plötzlich wieder abbricht, laut brüllt und einen Wutanfall bekommt, Spielgegenstände durch die Gegend wirft und komplett »ausflippt«. Diese hoch affektiven, erregten Zustände, im »Timing« vollkommen unberechenbar, machen die Therapie mit Kindergartenkindern – wie mit Kindern anderen Alters – extrem anstrengend und schwierig. Es kann sein, dass ein Kind, das jetzt gerade noch im Sand sehr konstruktiv bestimmte Figuren und Konstellationen aufgebaut hat, plötzlich so stark erregt wird, dass es alle Figuren durch die Gegend wirft und zudem versucht, den Sand mit vollen Händen durch die Gegend oder auch dem ihm gegenübersitzenden Therapeuten ins Gesicht zu werfen. Natürlich braucht dieses Kind eine gute Strukturierung, Halt, Grenzen und eine gute affektive Koregulation, und dies möglichst schnell. Solche affektiven »Ausbrüche« können zu Wutanfällen führen, dazu, dass sich ein Kind auf den Boden wirft, oder auch zu bedrohlichen Inszenierungen, in denen das Kind droht, sich oder den Therapeuten zu verletzen oder auch Gegenstände im Raum zu zerstören.

In der Gegenübertragung erlebt der Therapeut sehr starken Stress und es erfordert oftmals eine gute Supervision, um weiterhin emotional konstant und verlässlich, emotional verfügbar und feinfühlig reagieren und mit dem Kind im Kontakt bleiben zu können. Es kommt darauf an, schon die kleinsten Stresssignale des Kindes so gut wie möglich frühzeitig zu sehen und eventuell schon hierauf feinfühlig zu reagieren, diese Signale anzusprechen und eine emotionale Koregulation zu leisten, bevor das Kind außer sich gerät. Kommt es zu einem »Ausflippen«, ist der Stress extrem groß. Das Kind kann sich in der Spieltherapie oft nicht mehr steuern oder regulieren, es will auch Grenzen, Regeln, Strukturen durchbrechen, aus dem Kinderspielzimmer laufen. Im Extremfall gehen Dinge zu Bruch, Scheiben werden eingeworfen, so dass der Therapeut immer wieder das Setting, vor allem aber das Kind vor seinen Impulsen schützen muss – und sich selbst natürlich auch.

Oft sind die Eltern vollkommen überfordert und nicht in der Lage, mit diesen affektiven Ausbrüchen des Kindes umzugehen. Dasselbe gilt für die Erzieherinnen im Kindergarten, so dass diese Kinder schon sehr früh als impulsiv und hyperaktiv gelten und die Forderung im Raum steht, sie wegen einer ADHS-Erkrankung (Aufmerksamkeitsdefizit-/Hyperaktivitätsstörung) mit Stimulanzien medikamentös zu behandeln. Stimulanzien sind, auch wenn sie die Symptome beeinflussen, keine heilende Therapie, die etwas an den affektiven, ungelösten und wenig regulierten Steuerungsproblemen des Kindes verändern könnte. Die Symptome werden zwar reduziert, die Kinder lernen aber nicht, wie es sich anfühlt, in einer bindungsorientierten therapeutischen Beziehung in seinen Affekten, die so überflutend und unsteuerbar sind, koreguliert zu werden.

Parallel zur Therapie des Kindes ist auch hier eine gute Beratung und Begleitung der Eltern notwendig, damit diese lernen, die Affekte ihres Kindes zu steuern und in einer koregulatorischen Art und Weise auszuhalten, zu benennen und dem Kind dadurch eine neue emotionale Erfahrung zu ermöglichen. Sind die Eltern selbst traumatisiert, werden ihre Affekte aus der Zeit der Traumaerfahrung durch das Verhalten des Kindes z. B. erneut aktiviert, so können sie es in der Regel nicht gut emotional steuern und begleiten. In einer solchen Konstellation ist es notwendig, dass die Eltern selbst eine Therapie beginnen, damit sie – motiviert und unterstützt durch die Elternberatung während der Kindertherapie – ihrerseits lernen, ihre ungelösten traumatischen Erfahrungen und die damit verbundenen heftigen Affekte zu verarbeiten; denn dies ist die Voraussetzung dafür, dass sie ihr Kind in seinen affektiven Ausbrüchen gut emotional begleiten und unterstützen sowie es gut koregulieren können.

Es ist immer wieder erstaunlich, wie sich der Beginn einer Elterntherapie positiv auf die Eltern-Kind-Beziehung auswirkt. Sobald die Eltern erleben, wie ihr eigener Stress in einer eigenen Therapie emotional begleitet und aufgefangen wird, können sie umso besser in der Beziehung zu ihrem Kind präsent sein, müssen sich nicht zurückziehen oder das Kind wegschicken und den Kontakt abbrechen. Vor dem Beginn ihrer Therapie haben die Eltern auf die Wutanfälle ihres desorganisiert gebundenen Kindes oft damit reagiert, dass sie es z. B. als »Time-out«-Maßnahme in sein Zimmer geschickt und aufgefordert haben, sich zu beruhigen und erst danach wieder herauszukommen, oder sie sind selbst davongelaufen und konnten das Kind nicht emotional begleiten, weil sie von ihren eigenen wütenden Affekten überrollt wurden und Angst hatten, sie könnten das Kind misshandeln. Mit Beginn der Therapie erfolgt meist eine so große Entlastung, dass die Eltern jetzt eher mit dem wütenden Kind im Kontakt bleiben können, weiterhin emotional verfügbar sind, nicht davonlaufen und eher eine Form der »Time-intensive«-Versorgung lernen. Ein Kontaktabbruch in der Bindungsbeziehung – wie beim »Time-out« – bedeutet für das Kind immer einen erhöhten Stress und führt eher dazu, dass es seine Gefühle und Affekte dissoziiert.

Kinder mit Bindungsstörungen können – wie die Behandlungsbeispiele dieses Buchs zeigen werden – sehr unterschiedliche Verhaltensweisen und Symptome entwickeln. Sind Kinder z. B. indifferent bindungsgestört, so nehmen sie ohne Schwierigkeiten und Probleme mit dem Therapeuten Kontakt auf, laufen in das Kinderspieltherapiezimmer und zeigen gar keine Schwierigkeiten, sich von den Eltern zu verabschieden oder zu trennen. Vielmehr findet gar kein Abschied statt und die Kinder scheinen gar nicht zu realisieren, dass die Eltern sie zurücklassen. Sie reagieren auch in keiner Weise befremdet darauf, wenn sie in verschiedenen diagnostischen Untersuchungssituationen unterschiedliche Therapeuten oder Untersucher kennenlernen.

Sie scheinen mit jedem freundlich, emotional positiv in Kontakt zu sein; was als hochgradig soziales Verhalten erscheint, ist in Wirklichkeit eine Form der Bindungsstörung mit indifferentem Bindungsmuster. Diese Kinder zeigen, obwohl im Kindergartenalter, keinerlei Scheu vor Fremden, suchen im Gegenteil deren Nähe und den emotionalen Kontakt und den Austausch mit ihnen; dies kann so weit gehen, dass sie gleich in der ersten Begegnung Körperkontakt suchen und schmusen wollen.

Es wird eine längere spieltherapeutische Behandlung – möglicherweise von 100 und mehr Stunden – notwendig sein, um mit diesen Kindern ein selektives therapeutisches Bonding aufzubauen, so dass sie den Therapeuten z.B. vermissen und dies auch zum Ausdruck bringen können, wenn eine Therapiestunde ausfällt oder es durch Urlaub eine Unterbrechung gibt. Parallel dazu ist eine intensive Elternarbeit, eventuell auch eine eigene Therapie der Eltern erforderlich.

Oft erscheint Eltern ein solches indifferentes Bindungsverhalten am Anfang als sehr komfortabel, denn die Kinder müssen in einem neuen Kindergarten nicht erst eingewöhnt werden. Sie nehmen mit jeder Erzieherin Kontakt auf, spielen mit allen Kindern, zeigen scheinbar ein beispielhaft soziales Verhalten. Wer allerdings das Muster dieser Bindungsstörung kennt, wird erkennen, wie indifferent oder promiskuitiv ein solches Kind Bindungspersonen nutzt, sie beliebig austauscht, sich an jeden wendet, dabei auch Bindungspersonen gegeneinander ausspielt und oft in einem Team von Erzieherinnen ein großes Chaos auslösen kann, besonders durch Aussagen, denen zufolge eine Erzieherin etwas erlaubt, was die andere scheinbar verboten hat.

Wir wissen, dass sich aus Bindungsstörungsmustern später Symptome einer Borderline-Störung im jugendlichen Alter entwickeln können. Die »Fähigkeit«, Teams zu spalten, Erzieherinnen gegeneinander »aufzuhetzen« und großen Stress zu verbreiten, wird bereits im Kindergartenalter sehr deutlich, und es wird eventuell erforderlich, die Betreuungspersonen durch gutes Coaching, bis hin zur Supervision der Erzieherinnengruppe, zu begleiten und zu unterstützen.

Auch Bindungsstörungen mit einer Spielhemmung oder aggressivem Bindungsverhalten oder Rollenumkehr sind in Teil 3 dieses Buchs als Behandlungsbeispiel beschrieben. All diesen Bindungsstörungen liegt in der Regel eine längerfristige Erfahrung von großem Stress mit traumatischen Erfahrungen schon im Säuglingsalter zugrunde. Viele dieser Kinder haben Vernachlässigung und körperliche sowie auch manchmal sexuelle Gewalt erfahren, die der Grund dafür sind, dass sie eine frühe emotionale Störung im Sinne einer Bindungsstörung entwickelt haben.

Solche Kinder brauchen Therapien, die über längere Zeit, meist über mehrere Jahre laufen – wenn es denn überhaupt möglich ist, sie in einem ambulanten Setting zu halten. Wenn das Agieren, die Aggressivität, die Wutanfälle, der Drang, die Therapeutin oder den Therapeuten zu attackieren, Gegenstände zu zerstören, so groß sind, dass der Therapeut bzw. die Therapeutin weder die intensiven Affekte in ihrer Gegenübertragung aushalten kann noch das Setting und den therapeutischen Raum schützen kann und ähnliche Schwierigkeiten auch bei den Eltern zu Hause bestehen, ist auch an eine stationäre oder tagesstationäre Behandlung des Kindes zu denken. Denn eine Stabilisierung quasi von selbst – durch das Älterwerden des Kindes – ist nicht möglich. Im Gegenteil, je älter das Kind wird, umso exzessiver und bedrohlicher werden seine Ausbrüche werden und seine aggressiven Seiten werden sich noch heftiger entwickeln. Rahmen, Grenzen, Struktur, klares Setting sind absolut notwendig und hilfreich, ebenso eine gute begleitende Supervision der Therapeuten bzw. des Therapeutenteams. Entsprechend intensiv muss auch hier die Elternarbeit sein. Ein wöchentlicher Termin zum Austausch zwischen Therapeuten und Eltern ist zu empfehlen, da in der Regel so viele Dinge in kürzester Zeit passieren, dass es für Therapeuten und Eltern notwendig ist, sehr dicht und eng im guten Austausch zusammenzuarbeiten, um einen therapeutischen Prozess und damit eine positive Entwicklung des Kindes möglich zu machen.

Im besten Falle können sich die Kinder durch eine bindungsorientierte Spieltherapie bei gleichzeitig erfolgender bindungsorientierter

Beratung der Eltern, nach Möglichkeit immer auch unter Einbeziehung des Vaters, so weit stabilisieren, dass sie eine sichere therapeutische Bindung zur Therapeutin oder zum Therapeuten eingehen können und es möglich wird, alte, unverarbeitete Affekte, oftmals aus traumatischen Situationen, gut zu verarbeiten und damit neue emotionale Erfahrungen zu machen. Auf dieser Basis können sich dann die in den folgenden Behandlungsbeispielen geschilderten Symptome zurückbilden oder gar verschwinden, weil in der Spieltherapie andere Möglichkeiten der Ausdrucksweise von Affekten gelernt wurden. Als Ausdruck und Verarbeitungsmöglichkeit von Affekten kann z. B. das Spiel dienen, mit zunehmendem Alter – im Kindergarten – aber auch das Gespräch und das Reflektieren über verschiedene innere emotionale Zustände, Wünsche, Konflikte und Bedürfnisse.

Die Entwicklung einer sicheren therapeutischen Bindungsbeziehung zwischen Therapeut und Kind, aber auch zwischen Therapeut und Eltern ist eine ganz grundlegende Voraussetzung für den Erfolg der Therapie. Wenn die Therapie gelingt, können die Kinder in der Regel ihre eigenen Gefühle, emotionalen Befindlichkeiten gut zum Ausdruck bringen, darüber sprechen, diese benennen oder auch im Spiel zeigen. Sie werden von den erwachsenen Bindungspersonen – den Eltern wie auch dem Therapeuten oder den Erzieherinnen – verstanden, Ziele werden gemeinsam von den Kindern und den Erwachsenen betrachtet und benannt. Sie können und dürfen unterschiedlich sein. Das Kind hat inzwischen zunehmend eine »Theory of Mind« (Förstl 2007) entwickelt und verfügt über eine größere Mentalisierungsfähigkeit (von Wyl 2014) und einen deutlichen inneren Wahrnehmungsbereich; so wird es ihm möglich, die inneren Gefühle, Gedanken und Handlungsabsichten seines Gegenübers zu sehen. Dies ist die Voraussetzung dafür, dass Konflikte auch zwischenmenschlicher Art zwischen Spielkameraden, aber auch mit den Erzieherinnen geklärt und konstruktive Kompromisslösungen gefunden werden können. Wenn dieses Stadium der Entwicklung einer »Theory of Mind« und der Mentalisierungsfähigkeit bei einem Sechsjährigen durch die Kinderspieltherapie erreicht wurde, sind die Kinder in der

Regel schulreif und können dann auch in der Schule sehr konstruktiv am Lernprozess teilnehmen und Aufgaben lösen; zugleich sind sie in der Lage, ihre emotionalen inneren Schwierigkeiten, Anspannungen und ihren Stress gut selbst zu regulieren. Ein solches Kind kann dann auch in einer Gruppe sehr gut spielen, lernen und handeln, weil es die Bedürfnisse und die Intentionen von anderen in der Gruppe sieht, vorausahnen und benennen und somit zu einem konstruktiven Spiel und einer gemeinsamen Lernatmosphäre und Lernaktivität beitragen kann, was dann in der nächsten Entwicklungsphase, während des Grundschulalters, notwendigerweise gefordert wird.

Die transgenerationale Weitergabe von Erfahrungen der Eltern an ihre Kindergartenkinder

Ausführliche Längsschnittstudien zeigen, dass Bindungserfahrungen der Eltern aus der eigenen Kindheit in die Interaktionen mit ihrem Kindergartenkind einfließen. Dies kann positiv bedeuten, dass die Eltern ihre eigenen Kindheitserfahrungen von Schutz, Sicherheit, Unterstützung, liebevoller Versorgung, feinfühliger Pflege, hilfreicher und feinfühliger Exploration der Welt mit ihrem Kindergartenkind wiederholen und entsprechend selbst feinfühlig auf die Signale ihres Kindes eingehen können. Haben sie dagegen Erfahrungen gemacht, die von Angst, Zurückweisung, Einsamkeit, Alleinsein oder gar Gewalt, Vernachlässigung, körperlichem und sexuellem Missbrauch geprägt waren, dann besteht ein großes Risiko, dass sie genau dies mit ihrem Kind wiederholen, wenn sie das Erlebte nicht mit Hilfe einer Beratung oder Psychotherapie verarbeiten konnten.

In solchen Fällen wäre es wichtig und hilfreich gewesen, wenn die Eltern bereits präventiv während Schwangerschaft und Säuglingszeit – etwa durch die Teilnahme an Elternprogrammen, z. B. in Form des SAFE®-Programms – solche Erfahrungen schon angeschaut und dann auch in einer individuellen Beratung und Therapie verarbeitet hätten. Es ist durchaus möglich, solchen Eltern in entsprechenden videobasierten Feinfühligkeitstrainings zu helfen, die Signale ihrer Säuglinge und Kleinkinder genauer und differenzierter wahrzunehmen, als sie dies selbst bei ihren Eltern erlebt haben. Für die individuelle Verarbeitung von schmerzlichen, ja traumatischen Erfahrungen ist dagegen eine individuelle Psychotherapie indiziert. Diese gibt die Möglichkeit, in einem geschützten Rahmen die alten schmerzlichen Erfahrungen zu betrachten und in einem haltenden therapeutischen Kontext zu verarbeiten. Auf diese Weise wird eine »Vernarbung« alter Erfahrungen möglich, die mit großem Stress, Angst und Bedrohung verbunden waren. Wenn dies gelungen ist, können Eltern nach unserer therapeutischen Erfahrung trotz dieser schwierigen eigenen Erlebnisse feinfühlig auf ihre Kinder eingehen und diese entsprechend auch so begleiten und betreuen, dass sich eine sichere Bindung an sie entwickeln kann.

Diese Erkenntnis ist für die meisten Eltern neu. Die allermeisten Eltern nehmen sich schon während der Schwangerschaft für die Zeit nach der Geburt sehr bewusst vor, ihr Baby gut und auch bindungsorientiert, mit großer Feinfühligkeit zu versorgen und auf seinen Weg zu bringen. Sie wollen »all das schmerzlich Erlebte« keinesfalls mit ihrem eigenen Kind wiederholen. Ganz im Gegenteil: Mit dem eigenen Kind soll sogar ein Teil der eigenen schmerzlichen Kindheit wieder »heilen«, so wie in vielen Mythologien und Religionsgründungen die Geburt eines Kindes einen Neuanfang und eine Form der Rettung und Heilung symbolisiert.

Leider haben Eltern oft kaum eine Möglichkeit, als sich so zu verhalten, wie sie das selbst erlebt haben, weil sie keine positiven alternativen Erfahrungen gemacht und auch keine Ressourcen haben, auf die sie zurückgreifen könnten. Es ist unter diesen Umständen ein sehr schmerzliches Erlebnis, wenn Eltern feststellen, dass sie – trotz guter Absichten – in Situationen, in denen ihr Kind etwa einen Wutanfall bekommt, ihre eigenen Gefühle und Affekte nicht mehr kontrollieren können und »ausrasten«. In einer solchen Situation werden sie dann versuchen auf irgendeine Weise den »Trigger«, den auslösenden Grund, nämlich das Schreien des Kindes oder sein wütendes Toben, unter Kontrolle zu bringen und den stressvollen Situationen auf diese Weise zu entkommen. Meistens reagieren sie in solchen Situationen nicht feinfühlig oder den Signalen des Kindes adäquat, wie die Fallbeispiele in diesem Buch zeigen. Die Eltern sind dann selbst sehr betroffen, erschrocken, verzweifelt, weil sie genau das wiederholt haben, was sie in ihrer eigenen Kindheit schmerzlich erlebt haben – trotz besseren Wissens.

Die Erfahrung ist, dass solche affektiven Verstrickungen mit dem eigenen Kind allein auf kognitiver Ebene – durch guten Vorsatz, wie etwa: »Ich werde mein Kind nie schlagen!« – nicht zu bewältigen bzw. zu verhindern sind, dass es vielmehr auf verschiedenste Art und Weise zu »Wiederholungen« kommt. Wenn die eigenen Erfahrungen mit allem Schmerz nicht verarbeitet und damit in der Seele »vernarbt« sind, können sie jederzeit durch das Verhalten von Kindern im Kindergartenalter wieder wachgerufen werden. Die Eltern werden dann von Gefühlen überschwemmt, die sie nicht mehr kontrollieren können, und versuchen, wie angedeutet, dieser hoch aufgeladenen Gefühlssituation, die von eigener Ohnmacht und Hilflosigkeit geprägt ist, zu entkommen. Erfahrungsgemäß gelingt ihnen das schlecht oder gar nicht, so dass sie verschiedene Abwehrstrategien entwickeln. Manchmal sperren sie ihr Kind dann einfach in ein Zimmer, obwohl es in Panik oder Wut schreit, oder sie laufen selbst einfach davon; im schlimmsten Fall brüllen sie ihr Kind an, schlagen es oder drohen ihm mit dem Entzug der Bindungsbeziehung. Eine Mutter droht dann vielleicht ihrem Kind an, dass sie es nicht mehr lieb habe, weggebe, dass es ins Heim müsse, von bösen Männern mitgenommen werde oder Ähnliches.

Natürlich löst dies beim Kind große Ängste aus. Es wird auf jeden Fall versuchen, seine Gefühle zu unterdrücken, nicht mehr zu weinen oder wütend zu werden, alles ganz schnell »wieder gut zu machen«, um den Kontakt zur Bindungsperson nicht zu verlieren – denn ohne seine Bindungsperson könnte es nicht überleben.

Eltern unterstellen dem Kind oft auch, dass es sie mit Absicht »provoziere«; es wisse doch – und sei als Kindergartenkind auch schon alt genug dazu –, dass sie ein bestimmtes Verhalten von ihm nicht ertragen könnten. Dies – als wütender Vorwurf an das Kind formuliert – bereitet dem Kind erhebliche Schuldgefühle. In der Regel geben die Kinder dann sich die Schuld daran, dass die Eltern »ausgerastet« sind. Sie sind doch schon »so groß« und hätten es besser wissen, sich anders verhalten müssen! Dabei können Kindergartenkinder ihre Affekte noch nicht gut steuern; besonders wenn sie nicht sicher gebunden sind, fällt ihnen das sehr schwer.

Andere Bindungspersonen – wie Freunde, Paten, aber auch Tagesmütter, Erzieherinnen im Kindergarten – könnten hier hilfreich sein und das Kind vor stressvollen Erfahrungen beschützen. Die positiven, vielleicht Sicherheit gebenden, schützenden alternativen Erfahrungen in anderen Beziehungen können ein Gegengewicht darstellen, wenn Eltern mit ihrem Kind zu Hause eigene frühere Erfahrungen reinszenieren, und können einen Teil dieser stressvollen Erfahrung des Kindes ausgleichen.

Noch besser wäre es, wenn sich die Eltern sehr früh Unterstützung in einer Erziehungsberatungsstelle oder auch bei niedergelassenen Kolleginnen und Kollegen – etwa bei Kinder- und Jugendpsychotherapeuten oder bei Kinderpsychiatern – holen. Eine solche Beratung kann sehr genau herausfinden, an welchen Punkten die Eltern »getriggert« werden. Wenn sie selbst die »Trigger« (Auslöser) für ihren großen Stress kennen und wissen, an welchen Stellen sie an ihre eigenen schmerzlichen kindlichen Erfahrungen aus der Zeit mit ihren Eltern erinnert werden, ist schon viel geholfen. Dann könnten sie sich auch für sich selbst Hilfe beim Psychotherapeuten für Erwachsene holen und an ihren eigenen alten Problemen arbeiten. Nach meiner Erfahrung verändert sich dann relativ bald die Symptomatik des Kindes, da sich der Stress in der Beziehung verringert, sobald die Eltern selbst in Therapie sind.

Die frühen Erfahrungen vieler Eltern stammen aus einer Zeit, in der Erinnerung und Sprache noch nicht in einer bewusstseinsnahen Form abgespeichert werden; vielmehr werden die frühen Erfahrungen in sogenannten »prozeduralen« Erinnerungsspuren abgebildet, d.h. sie werden sehr körpernah abgespeichert. Der Körper erinnert sich an die Erfahrungen – mit entsprechenden körperlichen Reaktionen. Es fällt aber sehr schwer, sich *bewusst* daran zu erinnern und auch diese Erinnerung gar noch in Sprache zu fassen. Vor diesem Hintergrund sind dann auch kreative Therapiemethoden mit Musik, Kunst, Bewegung, Tanz und ähnlichen Ausdrucksformen und Erfahrungsmöglichkeiten manchmal eher in der Lage, einen Zugang zu diesen Erinnerungsspuren zu finden. So wird es möglich, den Eltern selbst bei frühen unbewussten, abgespaltenen Erfahrungen oder sprachlich noch nicht zu fassenden Erlebnissen zu helfen, dass sie im Anschluss an die Therapie selbst auch feinfühliger und bezogener mit dem eigenen Kind umgehen und eine bindungssichere Entwicklung – manchmal erst im Kindergartenalter – fördern.

Ergänzt sei: Die Dynamiken der transgenerationalen Weitergabe, wie ich sie gerade für die Eltern beschrieben habe, gelten in gleicher Weise für die Erzieherinnen und Erzieher im Kindergarten!

TEIL 2

Bindungsentwicklung im Kindergartenalter

Gesunde Entwicklung

Ein Kind sollte bis zum Erreichen des Kindergartenalters eine sichere Bindung an zumindest eine Person entwickelt haben, die für es Schutz und Sicherheit bedeutet. Das Kind sollte bis dahin eine innere emotionale Repräsentation der Bindungsperson entwickelt haben; diese ermöglicht es ihm zum einen, bei Angst und Gefahr zur Bindungsperson zu laufen und dort wie in einem »sicheren Hafen« Schutz zu suchen, und sorgt zum anderen dafür, dass das Kind innerlich auf die emotional positive Erfahrung von Schutz und Geborgenheit aus vielen solchen früheren Erlebnissen zurückzugreifen und sich durch den Rückgriff und die Erinnerung an das gute Gefühl bei Aktivierung der Bindungsrepräsentation emotional selbst beruhigen kann. Jetzt muss die Bindungsperson nicht mehr real vorhanden sein, es genügt vielmehr, an sie und die guten Erfahrungen mit ihr zu denken und sich diese vorzustellen, damit die emotionale Erfahrungswelt einer sicheren Bindungsrepräsentation aktiviert wird. Gelingt dies, so hat es dieselben positiven Auswirkungen, wie wenn die Bindungsperson real anwesend ist: Das Kind beruhigt sich, kann seine Angst, wenn es gestresst ist, selbst regulieren und mit einem inneren Gefühl von emotionaler Sicherheit weiter die Welt erkunden. Das innere Arbeitsmodell einer sicheren Bindung, die Bindungsrepräsentation, ist dafür die Voraussetzung.

Ob die Aktivierung der Bindungsrepräsentation genügt oder ob die Bindungsperson real gegenwärtig sein muss, um das Kind zu beruhigen und ihm Sicherheit zu geben, ist von der Schwere der Bedrohung abhängig: Es macht einen Unterschied, ob die Aktivierung des

Bindungssystems durch eine lebensbedrohliche Situation, wie etwa die Aufnahme ins Krankenhaus nach einem Unfall, hervorgerufen wird oder ob es sich um kleinere Bedrohungen wie die Verletzung durch einen Sturz und den damit verbundenen Schmerz handelt. Im zweiten Fall kann die Bindungsperson durch die innere Erinnerung ersetzt werden. Ist die Gefahr von außen wie im ersten Fall oder auch von innen (extreme Alpträume) sehr groß, so braucht das Kind die reale Anwesenheit seiner Bindungsperson. Das Kind sucht dann üblicherweise Körperkontakt und möchte auf den Arm genommen werden, um sich über den Körperkontakt zu beruhigen. Insgesamt ist Körperkontakt die beste Methode, um ein aktiviertes Bindungssystem des Kindes zu beruhigen, nicht nur bei Säuglingen und Kleinkindern, sondern auch im Kindergartenalter!

Weil die Kinder in diesem Alter bei einer guten Bindungsentwicklung bereits eine innere Bindungsrepräsentation – ein inneres Arbeitsmodell – von Bindungssicherheit haben, wird es ihnen auch möglich, eine Trennung von der Bindungsperson besser und für längere Zeit zu überstehen. Nach einer individuellen Eingewöhnung im Kindergarten können sie sich einer Erzieherin langsam anvertrauen und mit dieser Kontakt aufnehmen. Insbesondere, wenn die Erzieherin feinfühlig ist und auf die Signale des Kindes sehr gut eingeht, fühlen sie sich relativ rasch auch bei dieser sicher und geborgen und können die positiven Erfahrungen einer sicheren Bindung, z. B. zu ihrer Mutter, auf die Kindergartenerzieherin übertragen. Dies gelingt vor allem dann, wenn die Mutter in der Eingewöhnungsphase am Anfang anwesend ist und die Trennungen sehr kleinschrittig sind, so dass die Trennungsphasen am Anfang nur so lange dauern, wie sie das Kind ohne zu große Angst aushält. Es ist zu vermeiden, dass das Kind »wie am Spieß« schreit, seine Mutter vermisst, das Bindungssystem maximal aktiviert ist, weil dann nur Angst und Schrecken zurückbleiben und es für das Kind aus dieser Situation heraus sehr schwierig ist, sich an die Erzieherin sicher zu binden. Die Erzieherin wird dann eher mit Angst assoziiert, weil das Kind sie als diejenige identifiziert, welche die Trennung bewirkt hat und verhindert, dass das Kind zur Mutter zurücklaufen kann. Normalerweise würden Kinder hinter der Mutter herlaufen, wenn die Erzieherin aber das Kind festhält, es auf den Arm nimmt, die Tür zuhält, ist sie diejenige, die dem Kind – in seinen Augen – extremen Stress bereitet und das Wiederherstellen der Bindungssicherheit bei der Mutter unmöglich macht. Weinen, der Bindungsperson hinterherlaufen, Protest des Kindes – dies sind Verhaltensweisen, die das Kind während der Evolutionen als potentielle Bindungsverhaltensweisen entwickelt hat und die sein Überleben sichern, weil es auf diese Weise eher den Kontakt zur Bindungsperson aufrechterhalten kann und eine größer Chance hat, mit deren Hilfe zu überleben.

Die Dauer der Eingewöhnung muss individuell gestaltet werden und kann unterschiedlich lang sein. Sie ist abhängig vom inneren Arbeitsmodell von Bindung des Kindes, seiner Mutter resp. seines Vaters (bzw. derjenigen Person, die das Kind zur Eingewöhnung begleitet) und vom inneren Arbeitsmodell der Erzieherin, welche die Eingewöhnung auf der Kindergartenseite durchführt. Wenn es bei der Eingewöhnung Schwierigkeiten gibt, ist dies keinesfall immer durch ein Problem des Kindes bedingt, die Ursache kann vielmehr auch aufseiten der Mutter oder der Erzieherin liegen, wie die Behandlungsbeispiele in diesem Buch zeigen.

Das Autonomiebedürfnis der Kinder – im Sinne von: »Ich kann alleine essen, ich will mich alleine anziehen, ich bin schon ganz groß« – ist in dieser Zeit enorm. Im günstigen Fall fördern die Eltern die Selbstwirksamkeit des Kindes in adäquaten Schritten, ohne es zu *unter*- oder zu *über*fordern. So kann das Kind ständig die Erfahrung machen, dass es in der Lage ist, neue und wichtige Schritte zu erlernen. Dabei sieht man, wie sich das Kind über seine Selbstwirksamkeit und die neue Selbständigkeit, die sich aus dem Lernen neuer Aktivitäten ergibt, freut. Besonders glücklich ist es, wenn diese Freude – sein Stolz, Glück und seine Begeisterung – von den Bindungspersonen geteilt wird; dies muss nicht einmal offen ausgesprochen werden, denn ein Kind sieht am Glanz in den Augen seiner Bindungsperson, dass sich diese über seine Lernfortschritte und seine neuen Fähigkeiten freut. Der Stolz in den Augen der Bindungsperson fördert das Selbstwertgefühl des Kindes, es fühlt sich nicht nur in seiner gelungenen Aktivität gesehen und wahrgenommen, sondern auch wertgeschätzt. Wird dieses Gefühl verinnerlicht, so wächst langsam und allmählich auch im Kind selbst ein Gefühl, das sich in den Worten ausdrücken lässt: »Ich bin es wert, gesehen, geliebt und gefördert zu werden, meine Eltern lieben mich, so wie ich bin und wie ich mich entwickle, so wie ich die Welt erkunde; und selbst dann, wenn die Dinge schiefgehen, nicht gelingen, freuen sie sich mit mir, unterstützen und motivieren mich, noch mal von vorne zu beginnen, und mit dieser Rückendeckung kann ich die ganze Welt erobern.« Manchmal geraten die Kinder geradezu in einen Rausch: »Ich kann schon so groß sein wie Papa und Mama und habe ähnliche Fähigkeiten – wenn noch nicht ganz, dann aber schon bald!«

Ganz im Vordergrund steht jetzt auch das Erkundungsverhalten des Kindes. Es hat das Bedürfnis, die »Kreise« seiner Exploration immer größer zu ziehen – etwa vom eigenen bis zu Nachbars Garten, dann will es alleine in den Kindergarten gehen, an verschiedenen Gruppenaktivitäten – wie Kinderturnen, musikalische Früherziehung, Schwimmen, Sport – teilnehmen. In diesem Alter sind die Kinder in ihrem Expansionsdrang kaum aufzuhalten. Aus diesem Grunde sind Kinder dieser Altersgruppe auch besonders unfallgefährdet, denn sie können bei ihren Aktivitäten das Ausmaß der Gefährdung nicht immer abschätzen. Sie wissen noch nicht, wie gefährlich die Autostraßen sind, wenn sie mit ihren Laufrädern und Dreirädern oder auch schon mit kleinen Fahrrädchen, die sie aber noch nicht so gut steuern oder abbremsen können, flott unterwegs sind.

Hier ist ganz besonders eine gute, feinfühlige Betreuung durch die Eltern notwendig, damit die Kinder immer wissen, dass Papa und Mama sie im Auge haben. Manchmal gelingt dies nicht, weil die Eltern für einen Moment unaufmerksam sind; umso erschrockener sind sie dann, wenn sie die Kinder auf einem Baum sitzen sehen oder auf dem Schrank und weder sie noch das Kind selbst wirklich wissen, wie es denn da hochgekommen ist. Die Fähigkeiten, zu rennen, zu klettern, zu springen sind enorm, und die Kinder lieben es, all dies zu erproben, ohne dabei merklich zu ermüden, so dass sie selbst nach einem äußerst erkundungsfreudigen Tag abends noch mit voller Energie auf den Bettmatratzen umherspringen, so als begänne der Tag gerade erst. Die Eltern stehen dann ungläubig und erschöpft daneben und fragen sich, wo diese ganze »Power« jetzt in den Abendstunden herkommen mag.

Diese Zeit ist aber für Eltern nicht nur manchmal anstrengend, sondern auch besonders beglückend, weil sich die Eltern an den Fortschritten der Kinder, ihrer Neugier, ihrer Wissbegierde unendlich erfreuen können. Auch wenn die ständigen »Warum«-Fragen wahrlich nervtötend sein können, ist es doch wunderbar zu sehen, wie die Kinder sich voller Neugier auf die Welt stürzen und alles, aber auch wirklich alles mit großem Erkundungsdrang und oft einer gewissen »Erkundungsaggressivität« kennenlernen oder gar auseinandernehmen wollen – auch wenn dies, zum Leidwesen der Eltern, ein gerade neu gekaufter Wecker, ein neuer DVD-Player etc. sein mag.

Da die Kinder in diesem Alter auch ungeheuer viele Reize aufnehmen, die sie meistens überfordern, weil sie von ihnen noch nicht gut verarbeitet werden können, sind die Nächte oftmals von Alpträumen geprägt. Die Kinder wachen dabei im Status des »Nachtschrecks« (auch mit dem lateinischen Begriff als Pavor Nocturnus = nächtliche Angst bezeichnet) schreiend auf und sind deutlich erregt, sie schreien, toben, scheinen von etwas bedroht zu werden und in Not und Gefahr zu sein. Oft lassen sie sich bei diesen Nachtschreck-Alpträumen von den Eltern gar nicht anfassen oder auf den Arm nehmen, weil sie noch so sehr im Traum gefangen sind, dass sie glauben, es wäre der gefürchtete Biss des Krokodils aus ihrem Traum, wenn die Mutter sie am Arm anfasst oder hochnehmen will. Erst wenn die Kinder langsam aus diesen Alpträumen erwachen – das kann durchaus 20 bis 30 Minuten dauern –, schließlich einen tiefen Atemzug tun und die Eltern mit großen Augen anschauen, fällt es leichter, sie zu trösten und zu halten.

Dies bedeutet, dass die Kinder im Schlaf alle Eindrücke des Tages, von denen sie viele noch gar nicht genau einordnen können, auch magisch verarbeiten. Ein Besuch im Zoo bedeutet in diesem Alter eben, dass das Krokodil, das Nilpferd und auch der Löwe nachts im Traum sozusagen im Kinderzimmer stehen und die Kinder sich mit diesen wilden Tieren auseinandersetzen müssen; sie tun dies auf ihre Art – über Träume, oft Alpträume. Oft wachen sie dann auf, weinen, lassen sich aber schnell wieder beruhigen, wenn sie sich zwischen Vater und Mutter ins Bett legen können, denn der Zwischenraum zwischen den beiden Eltern – von beiden Seiten geschützt – ist der sicherste Platz in der Nacht, wenn die befürchteten Alpträume mit den wilden Tieren – oder anderen ängstigenden Erinnerungen – kommen. Beim Pavor Nocturnus des Kindes, den Nachtschreck-Anfällen, dauert die Beruhigungsphase allerdings viel länger (vgl. S. 90).

Sobald die Kinder so groß sind, dass sie aus dem Gitterbett klettern können, kommen sie sowieso in der Nacht und suchen den Kontakt zu den Eltern. Es ist immer wieder erstaunlich, dass die Kinder gerade noch hoch erregt und vollkommen außer sich waren; sobald sie sich aber dann zu den Eltern ins Bett legen können und den Körperkontakt und die Wärme spüren, machen sie einen tiefen Atemzug, drehen sich um und schlafen wieder ein, so als wäre gar nichts gewesen. Dies zeigt doch sehr schön, wie beruhigend es ist, im »sicheren emotionalen Hafen vor Anker zu gehen«. Die Nähe zu den Bindungspersonen vermag Kinder emotional zu beruhigen, so dass sie unmittelbar in einen affektiven Status kommen können, der – trotz aller gerade noch erlebten Alpträume – das Einschlafen von einem auf den anderen Augenblick ermöglicht; der Tiefschlaf kann dann auch durch Träume nicht mehr so stark gefährdet und bedroht werden.

Die »Erkundung in der Welt« erfolgt in diesem Alter nicht nur nach außen, sondern betrifft auch die Innenwelt der Kinder. Sie beginnen etwa zu »philosophieren«, d. h. sie setzen sich mit Gott und der Welt auseinander und stellen die entscheidenden Fragen, die die Erwachsenen oft erstaunen lassen; diese stehen dann mit offenem Mund da und wissen nicht, wie sie die Fragen der Kinder beantworten sollen: Ist Oma jetzt im Himmel, hat Oma im Himmel schon gegessen, kommt Opa vom Himmel heute zu Besuch, wo schlafen die Sterne am Tag, wird die Sonne müde, hat der Mond auch eine Frau? Hunderte von Fragen, die nie ein Ende finden, weil eine Frage und eine Antwort zehn neue Fragen und Antworten heraufbeschwören. Die Kinder stellen sich aber auch Fragen in Bezug auf sich selbst: ob und wann sie in Mamas Bauch waren, wie sie dort hineingekommen sind, warum sie als Junge anders aussehen als als Mädchen. Sie entdecken den »kleinen Unterschied« und die Geschlechtsdifferenzierung, und sie beginnen sich mit Gut und Böse auseinanderzusetzen. Das heißt, in dieser Zeit beginnt auch die moralische Entwicklung: Die Kinder lernen von den Eltern, was richtiges und was falsches Verhalten ist und was für viele Lebenssituationen die Regeln sind. In diesem Alter sind das Gewissen und die Regelkonformität der Kinder absolut. Das heißt: Wenn sie eine Regel erkannt haben, dann pochen sie auf diese und es gibt keine, aber auch absolut keine Ausnahme. Werden Ausnahmen von den Eltern gemacht oder eingefordert, so sind die Kinder bitter enttäuscht, weinen, setzen sich damit heftig auseinander, machen den Eltern Vorwürfe, und die von den Eltern gesetzten Normen von Gut und Böse scheinen schier zusammenzubrechen. Eine gewisse Flexibilität in der Moralvorstellung und in den elterlichen Normen bringt sie durcheinander, führt zu Irritationen.

Wenn die Grenzen und Strukturen, die Normen und Regeln in diesem Alter nicht klar sind, können die Kinder sich kaum orientieren; es ängstigt sie, weil sie nicht wissen, wo es langgeht und wo sie dran sind. Dies führt dazu, dass sie die Grenzen und Normen immer wieder aufs Neue auf die Probe stellen müssen, indem sie provozieren. Sie fordern geradezu heraus, dass die Eltern immer wieder an bestimmten Stellen sehr klar und konsequent »Ja« oder auch »Nein« sagen; und wenn es hier Varianzen gibt oder die Eltern in der geichen Situation einmal »Ja« und ein anderes Mal »Nein« sagen, führt dies zu unendlichen Probesituationen, bis die Kinder endlich für sich geklärt haben, wo die Grenzen sind, wie die Regeln der Eltern funktionieren, welche Regeln wirklich gelten. Man kann sich lebhaft vorstellen, in welchem Chaos und in welcher inneren Angst die Kinder aufwachsen, die diese Klarheit von ihren Eltern nicht bekommen oder von Mutter und Vater völlig unterschiedliche Regeln erfahren – oder von Eltern und Großeltern oder den Erzieherinnen im Kindergarten. Dies führt dann zu einer Verunsicherung, die ständige Kämpfe und Auseinandersetzungen um diese Grenzen zur Folge hat. Das Kind wird alle Erwachsenen immer wieder neu auf die Probe stellen, damit klar werden kann, wie die Regeln zu bestimmen sind. Willkürliche Entscheidungen der Erwachsenen führen bei Kindern dieses Alters zu sehr viel Angst und Stress, so dass sie protestieren, Wutanfälle bekommen oder sich manchmal auch ängstlich schweigend zurückziehen.

Kinder mit bindungsvermeidenden und bindungsambivalenten unsicheren Bindungsentwicklungen und ihre Verhaltensweisen im Kindergartenalter

Bindungsvermeidende Kinder haben keine innere emotional sichere, sondern vielmehr eine vermeidende Bindungsrepräsentation entwickelt. Das heißt, sie gehen davon aus, dass sie in Situationen von Angst und Gefahr nicht auf die Bindungsperson zurückgreifen können, sondern sie haben eine innere Repräsentation entwickelt, die ihnen sagt: »Du musst dir selbst helfen, es gibt keine Hilfe von anderen; wenn du nach Hilfe fragst, wirst du zurückgewiesen; es fühlt sich dumm an und du siehst dumm aus, wenn du um Hilfe bittest, du kannst dich nicht darauf verlassen, dass andere dir helfen. Hilf dir besser selbst, alles andere wäre Schwäche und Ohnmacht. Deswegen sei tüchtig, beiße auf die Zähne, halte durch, die schmerzvolle Situation wird schon irgendwann vorüber sein.«

Haben Kinder diese innere Repräsentation, so ist es für die meisten Eltern gar kein Problem, ein Kind innerhalb von wenigen Stunden im Kindergarten einzugewöhnen. Meistens verlassen die Kinder die Hand der Mutter und laufen direkt in den Kindergarten, bleiben dort und drehen sich nicht einmal mehr um, um »tschüss« zu sagen. Kinder mit diesem nach außen äußerst autonom wirkenden Verhalten unterdrücken ihre emotionale Angst und ihren Stress, wie wir aus Forschungsberichten wissen, in Wirklichkeit und tun nur so, als wären sie sicher, sie verhalten sich »pseudo-sicher«.

Auch bei einem sicher gebundenen Kind kann die Eingewöhnung schon einmal innerhalb weniger Stunden oder von zwei bis drei Tagen gelingen, nämlich dann, wenn ein Kind den Kindergarten schon kennt, weil das Geschwisterkind schon dorthin geht und es dieses mit der Mutter regelmäßig dort abholt, weil es so vielleicht schon die Erzieherinnen oder eine bestimmte Erzieherin kennt; eine solch schnelle Eingewöhnung ist bei sicher gebundenen Kindern aber eher die Ausnahme.

Ob es ein bindungsvermeidendes Kind ist, das ein solches Verhalten zeigt, oder ein Kind mit einer besonderen Bindungssicherheit, das sich auf die beschriebene Weise schon an den Kindergarten gewöhnt und Vertrauen zu einer Erzieherin entwickelt hat, lässt sich am Spielverhalten eines Kindes und an der Kontaktaufnahme zu den anderen Kindern erkennen. Ein sicher gebundenes Kind wird im Kindergarten explorativ neugierig spielen, mit anderen Kindern Kontakt aufnehmen, gerne in der Gruppe mit dabei sein, auch bei Gruppenspielen und Gruppenaktivitäten aktiv sein, das bindungsvermeidende Kind wird sich zurückziehen, in einer Ecke sitzen und in seinem Spielverhalten gelangweilt und restriktiv wirken. Spielfreude, den Impuls, die anderen Kinder, den Raum, die Erzieherin kennenzulernen, um sich mehr und mehr in der Gruppe zu bewegen, dabei Spaß zu haben, selbst Spiele zu initiieren und die interessante Welt des Kindergartens mit all den neuen Möglichkeiten freudig zu erkunden, dies alles sehen wir bei bindungsvermeidenden Kindern nicht so sehr. Die anderen Kinder werden sich bemühen, das bindungsvermeidende Kind anzusprechen, es zum Spiel einzuladen, zu gemeinsamen Aktivitäten zu veranlassen. Das bindungsvermeidende Kind wird sich aber nur zögerlich daran beteiligen, eher zurückziehen und lieber für sich alleine spielen wollen.

Es gibt diese typisch bindungsvermeidenden Kinder, die einen ganzen Vormittag für sich alleine mit Bauklötzen spielen, ohne dabei mit einem anderen Kind Kontakt aufzunehmen. Erzieherinnen sind immer wieder erstaunt, wie viele Kinder in der Gruppe sich bindungsvermeidend verhalten. Ohne Kenntnis der Bindungstheorie fällt ihnen dies oft gar nicht auf, weil sie diese Kinder als autonom und emotional »im Lot« eingeschätzt haben und froh waren, dass sie so brav und angepasst vor sich hin spielten und nicht »nervten«. Allerdings merken die Erzieherinnen, dass diese Kinder nicht die kreativsten und in der Gruppe engagiertesten Kinder sind, sondern eher Außenseiter, am Rande stehend, dass sie Hilfe schlecht annehmen können. Wenn man das Muster der Bindungsvermeidung kennt, ist das Verhalten dieser Kinder schon sehr auffällig und lässt sich leicht mit dem betreffenden Muster in Verbindung bringen.

Bindungsambivalente Kinder fallen dadurch auf, dass die Eingewöhnung schon im Kindergartenalter extrem langwierig und schwierig ist. Meistens ist das Bindungssystem sowohl der Kinder als auch der Mütter – der Hauptbindungspersonen – aktiviert. Da aufgrund der transgenerationalen Weitergabe von Bindungsmustern oft auch die Mütter ein ambivalentes Bindungssystem haben, kommt es an der Kindergartentür häufig zu sogenannten Trennungsverstrickungen: Die Mutter kann sich schlecht vom Kind trennen und gibt in der Trennungssituation Doppelbotschaften wie: »Nun geh doch bitte hinein, spiel schön, genieße, wie viele tolle Spielsachen es im Kindergarten gibt. Du musst keine Angst haben, dass die Mama dich vergisst, die Mama kommt ja bald wieder, sie wird dich immer abholen und dich nie vergessen.« In die Ermutigung des Kindes zur Trennung werden ambivalente Botschaften hineingewoben: Die Mutter sagt mit einem Satz: »Spiele schön, genieße die Welt, habe keine Angst, benutze deine innere Bindungsrepräsentation, um dich jetzt von mir zu trennen«, und: »Pass auf, die Welt im Kindergarten kann gefährlich sein, es kann ungewiss sein, ob ich dich abhole, geh aber und bleibe!« Sie sagt: »Ich komme auf jeden Fall wieder!« Allerdings pflanzt sie vielleicht indirekt ins Denken des Kindes ein, dass es auch anders sein könnte, nämlich dass sie nicht mehr wiederkommen könnte.

Entsprechend ist es dann für das Kind schwierig, sich in dieser Situation, die von verbalen und nonverbalen (Mimik, Gestik) Doppelbotschaften geprägt ist, von seiner Bindungsperson zu trennen.

Die Doppelbotschaft spiegelt sich dann auch im Verhalten des Kindes wider, das teilweise Nähe sucht und sich teilweise distanziert. Sobald das Kind sich aber distanziert, kommt oft die nächste Botschaft der Mutter, wie gefährlich der Kindergarten, ja die Welt überhaupt ist, so dass das Kind erneut in seinem Bindungssystem verunsichert wird, welches dadurch aktiviert wird; dies führt automatisch dazu, dass das Kind wieder mehr Nähe zur Mutter sucht.

Bei solchen ambivalenten Mutter-Kind-Paaren benötigen die Erzieherinnen bei der Eingewöhnung oft sehr viel Zeit und Geduld, weil es oft kaum möglich ist, dass sich das Kind – trotz allen Werbens und großer Feinfühligkeit der Erzieherin – von der Mutter trennen oder auch nur länger allein mit der Erzieherin spielen kann, wenn die Mutter noch im Raum ist. Von einer wirklichen Trennung, bei der die Mutter den Raum verlässt oder für eine halbe Stunde nicht im Kindergarten anwesend ist, ist dabei noch gar nicht die Rede! Es braucht hier viel Sensibilität und Geduld der Erzieherin, die insbesondere auch die Mutter – bzw. die Bindungsperson – emotional unterstützen muss, damit diese eindeutiger die Trennung des Kindes unterstützt und ihm emotionale Sicherheit gibt, ohne bei ihm angstmachende Botschaften zu deponieren.

Eine Trennung nach dem Muster: »Wir machen das kurz und schmerzlos, Sie gehen jetzt und kommen nicht wieder, das Kind wird weinen, aber ich werde es trösten – wir werden das ein paar Mal so praktizieren, dann ist alles gut!«, ist im Sinne der Bindungsentwicklung nicht hilfreich. Das Kind wird die Trennung im schlimmsten Fall als traumatisch erleben, als Abbruch der Beziehung und Verlassenwerden, was für es Ohnmacht und Hilflosigkeit bedeutet. Dies wird eine emotionale Spur im Gehirn des Kindes und in seiner Seele hinterlassen, welche die Entwicklung von Bindungssicherheit weder in Bezug auf die Erzieherin noch die Mutter fördert, sondern zum genauen Gegenteil führt.

Das Bindungssystem des Kindes wird durch solche abrupten Trennungen maximal aktiviert, so dass das Kind beim nächsten Mal noch mehr klammern, noch mehr Angst vor der Erzieherin haben wird. Oder es entsteht eine innere Konfusion, bei der es einerseits neugierig ist und den Kindergarten erkunden will, zugleich aber so große Panik hat, dass ein Spielen im Kindergarten kaum möglich ist.

Grundsätzlich gilt: Es ist notwendig und extrem hilfreich, wenn jeden Morgen bei der Trennungssituation die gleiche Erzieherin anwesend ist und sich mit dem Kind vertraut macht und für dieses zu einer weiteren Bindungsperson wird, auch wenn dies mehrere Wochen Zeit in Anspruch nehmen sollte.

Kinder mit desorganisiertem Bindungsverhalten

Kinder mit desorganisiertem Bindungsmuster verhalten sich im Kindergartenalter oft so, dass man sie als »Chaoten« ansieht. Teilweise scheinen diese Kinder überhaupt keine Trennungsproblematik zu haben, sie laufen von der Hand der Mutter weg, falls sie überhaupt an deren Hand sind, wenn sie in den Kindergarten kommen; sie mischen sich sofort unter die anderen Kinder, ziehen in den Räumen des Kindergartens Schubladen auf, erkunden alles, verhalten sich oft hyperaktiv und impulsiv. Sie sind kaum in der Lage, an einer Stelle zu bleiben oder mit einem anderen Kind in Ruhe zu spielen. Es kann aber sein, dass dasselbe Kind, das sich an einem Tag so verhält wie gerade beschrieben, am nächsten Tag, wenn es von seiner Mutter zum Kindergarten gebracht wird, am Eingang einen Wutanfall bekommt, sich auf den Boden wirft, weil es sich nicht von ihr trennen will. Dieser Wechsel im Verhalten ist für alle Beteiligten immer sehr verwirrend und schwer zu erklären. Manchmal ist eine Trennung von der Mutter in der Zeit der Kindergarteneingewöhnung auch überhaupt nicht möglich, das Kind besteht darauf, dass die Mutter dableibt. Bleibt die Mutter dann aber im Kindergarten, so kann es sein, dass es sie gar nicht als sichere Basis nutzt, sich von ihr z. B. weder beim Spiel begleiten noch beim Anziehen unterstützen lässt; Wutanfälle, Aggressionen, dass es zur Mutter hinläuft und fast im selben Moment wieder wegläuft – insofern widersprüchliche Botschaften vermittelt –, sind typische Verhaltensweisen. Manchmal kann man auch beobachten, dass solche Kinder in einer Situation, die ihnen Angst macht, oder wenn sie sich verletzt haben und hingefallen sind, auf die Mutter zulaufen, auf halbem Wege stehen bleiben, sich umdrehen, weglaufen, einen Wutanfall bekommen, in der Ecke stehen, dabei dissoziieren, in Trance geraten oder für einen Moment nicht ansprechbar sind. All dies bedeutet, dass die Kinder unter großem Stress stehen und sich kaum selbst steuern und beruhigen können.

Wir gehen davon aus, dass diese Kinder bis zum Kindergartenalter bereits verschiedene Bindungsarbeitsrepräsentationen oder – anders ausgedrückt – verschiedene Arbeitsmodelle von Bindung angelegt haben, die nicht zu einem einheitlichen Bindungsmodell integriert sind. Eine dieser Bindungsrepräsentationen kann für eine sichere Bindungserfahrung stehen, eine andere für vermeidende, eine weitere für eine ambivalente Bindung. Diese verschiedenen, nicht integrierten, damit auch nicht organisierten – deswegen spricht man auch von »desorganisiert« – multiplen inneren Arbeitsmodelle entstehen, wenn sich die Bindungspersonen dem Kind gegenüber unvorhersagbar, widersprüchlich, manchmal feinfühlig, manchmal gewalttätig oder drohend verhalten. Das Verhalten des Kindes hängt davon ab, welches dieser verschiedenen, nebeneinander existierenden Arbeitsmodelle von Bindung in einer bindungsrelevanten Situation gerade aktiviert wird: Wenn es gestürzt ist, läuft es vielleicht auf die Mutter zu (Verhalten entsprechend einem sicheren Arbeitsmodell von Bindung), um dann plötzlich innezuhalten, stehen zu bleiben (Aktivierung der bindungsvermeidenden Repräsentation) und, affektiv und motorisch wie abgeschaltet, quasi »einzufrieren«.

Solche Verhaltensweisen erscheinen, wenn man sie aufmerksam beobachtet, als sehr extrem und für alle Beteiligten verwirrend. Wenn Erzieherinnen nichts vom desorganisierten Bindungsmuster wissen, werden sie solche Verhaltensweisen nicht als Beginn einer Psychopathologie erkennen, sondern die Kinder eher als »Chaoten« bezeichnen oder stigmatisieren, denn sie sehen nur die chaotische »Außenseite« dieses Verhaltens. Oftmals werden diese Kinder in unserer Ambulanz dann mit der Verdachtsdiagnose Aufmerksamkeitsdefizit-/Hyperaktivitätsstörung (ADHS) vorgestellt.

Die Eltern sind also, wie gesagt, in ihrem Verhalten ihrem Kind gegenüber unberechenbar – ebenso unberechenbar, wie das Kind dann in seinem Verhalten wirkt –, d.h. sie verhalten sich einmal feinfühlig, dann wieder bedrohlich. Sie trösten es, während sie nur Augenblicke später mit ihm schimpfen, ihm Gewalt androhen oder ihm sagen, dass sie es nicht mehr lieb haben. Sie setzen emotionale Gewalt ein, um das Kind gefügig zu machen.

All dies macht das Kind in gewisser Weise »verrückt«, es hat keinen sicheren emotionalen Hafen: Es erhofft sich Sicherheit von der Mutter, fürchtet sich aber gleichzeitig vor ihr – ein Widerspruch, der für die Kinder großen Stress bedeutet. Dieser Stress zeigt sich dann in ihrem überaktivierten Verhalten, ihrem wahllosen Hin- und Herrennen, ihrem wenig konstruktiven Spiel und in ihren großen Schwierigkeiten, sich emotional auf Spielkameraden im Kindergarten einzulassen. Diese Kinder haben viele zum Freund oder keinen, ihre Freunde wechseln ständig, zu einem konstruktiven gemeinsamen Spiel über längere Zeit oder einem kooperativen Miteinander mit mehreren Kinder in einer Kleinstgruppe zu dritt oder zu viert sind sie oft kaum oder gar nicht in der Lage. Sie springen dann mitten im Spiel auf, laufen weg, sind aggressiv, stören das Spiel, halten es nicht aus, wenn andere Kinder emotional von der Erzieherin begleitet werden, verlangen viel Aufmerksamkeit und sind – wenn sie diese bekommen – in ihrem Verhalten oft desorganisiert, zurückweisend, ablehnend oder sogar aggressiv.

Diese Kinder sind für die Erzieherinnen, genauso wie für die Eltern, extrem anstrengend. Sie benötigen eine Kinderpsychotherapie, um auf einen sicheren emotionalen Entwicklungsweg zu kommen, denn das desorganisierte Bindungsmuster stellt, wie beschrieben, den Beginn einer Psychopathologie dar und ist mit einem gewissen

Risiko verbunden, bei späterem noch größerem Stress zu einer unintegrierten Persönlichkeit oder auch einer Borderline-Persönlichkeitsstörung zu führen. Daher sind eine frühzeitige Intervention, Gespräche mit den Eltern und eine Kinderpsychotherapie bereits im Kindergartenalter dringend vonnöten; denn diese Probleme »wachsen sich nicht einfach aus«, wenn das Kind älter wird, sondern verstärken sich über die Zeit und führen oft dazu, dass die Kinder im Schulalter als nicht beschulbar gelten oder schon in der ersten Grundschulklasse wegen ADHS medikamentös behandelt werden (s. o.).

Kinder mit Bindungsstörungen

Bei Kindern mit Bindungsstörungen können verschiedene Verhaltensmuster beobachtet werden, wie sie in den Fallbeispielen dieses Buchs beschrieben werden. Besonders promiskuitive Bindungsstörungen, bei denen ein Kind mit jedem im Kindergarten, auch mit fremden Personen mitläuft, sich an die Hand nehmen lässt, fremde Personen Papa und Mama nennt, zu Fremden Körperkontakt sucht, sind sehr auffällig. Auch Kinder, die in ihrem Bindungsverhalten sehr gehemmt sind, sich von niemandem an die Hand nehmen lassen, sichtbar ständig unter Angst und Anspannung stehen, entsprechend Angst vor Menschen haben, zeigen ein auffallendes Störungsmuster. Kinder, die mit ihren Eltern eine Rollenumkehr erlebt haben, sorgen sich ständig um andere, versorgen ihre Spielkameraden, haben ebenso die Erzieherin im Blick und verhalten sich quasi wie eine zusätzliche Pflegeperson im Erzieherinnenteam. Auch dieses scheinbar extrem »prosoziale Verhalten« zeigt eine Bindungsstörung an und ist pathologisch, was daran zu erkennen ist, dass diese Kinder für sich kaum Hilfe suchen können, wenn sie selbst in Not sind. Wenn ein solches Kind hinfällt, sich verletzt, Angst bekommt, weint es still und alleine vor sich hin, weil es sich gar nicht vorstellen kann, dass jemand anders ihm helfen könnte. Die Fähigkeit, die eigenen Bindungssignale und Nöte auszudrücken, ist extrem eingeschränkt oder gar nicht vorhanden. Auch diese Kinder brauchen umgehend und frühzeitig eine Kinderpsychotherapie, verbunden mit einer eingehenden Beratung der Eltern, manchmal auch einer Einzelpsychotherapie eines Elternteils.

Bei der Beobachtung von bindungsgestörtem Verhalten ist es notwendig, dass Erzieherinnen eng mit dem Jugendamt kooperieren, da diese Bindungsstörungen in der Regel durch frühkindliche Erfahrungen von großem Stress bis hin zu Gewalt, Vernachlässigung und Misshandlung, oder dadurch, dass Kinder Zeuge von Gewalt zwischen den Eltern wurden, entstanden sind. Es ist dann die Aufgabe des Jugendamtes, genauer in der Familie nachzuforschen, wie und warum sich eine Verhaltensproblematik beim Kind als Bindungsstörung manifestieren konnte, und zu prüfen, ob eine Kindeswohlgefährdung nach § 8a des Sozialgesetzbuchs vorliegt.

Schutz- und Risikofaktoren

Wenn Kinder im Laufe der ersten Lebensjahre eine sichere Bindung entwickeln konnten, zumindest an eine Bindungsperson – wobei dies nicht die Mutter oder der Vater sein muss –, haben sie in gewisser Weise einen »Schutzmantel« entwickelt, der sie vor den emotionalen Auswirkungen des Negativen, das einem im Lebens widerfahren kann, schützt: anders, als wenn sie eine unsichere Bindung entwickelt hätten. Kinder mit einer sicheren Bindung können entsprechend Belastungen, die möglicherweise im Kindergartenalter auf sie zukommen, besser verkraften: etwa eine Trennung oder Scheidung der Eltern, den Verlust der Lieblingserzieherin, die den Kindergarten verlässt, Erkrankung und Tod eines Eltern- oder eines Großelternteils oder eine vorübergehende stressvolle Belastung der Eltern durch Hausbau und Umzug. Sie haben mehr und bessere Bewältigungsmöglichkeiten und können sich dann bei ihren Hauptbindungspersonen oder auch bei weiteren Bindungspersonen Hilfe holen. Dies bedeutet: Auch wenn die Hauptbindungsperson – z. B. die Mutter bei einer weiteren Schwangerschaft, vielleicht mit vorzeitigen Wehen – aufgrund eigener Belastungen körperlich wie emotional absorbiert ist und etwa wenig zur Verfügung steht, können Kindergartenkinder schon sehr gut auf den Vater als sekundäre oder die Großmutter oder Tagesmutter als tertiäre Bindungsperson zurückgreifen und sich dort Unterstützung und Sicherheit holen.

Dagegen sind die Bindungsmuster eher unsicher gebundener – also vermeidend, ambivalent – oder sogar desorganisiert gebundener Kinder Risikofaktoren: Kinder mit unsicheren Bindungen und desorganisierter Bindung können sich schlechter Hilfe holen und haben weniger Bewältigungsmöglichkeiten, wenn sie in großen Stress geraten. Sie ziehen sich dann eher zurück oder klammern (bei ambivalenter Bindung). Sie können sich wenig auf eigene innere Ressourcen und ihr – unsicheres – Bindungskonzept verlassen und senden, wenn sie Hilfe suchen, hoch ambivalente Botschaften, in denen sie zwischen »Komm her und hilf mir!« und »Geh weg und lass mich in Ruhe!« schwanken. Damit umzugehen ist für alle Beteiligten oftmals sehr anstrengend, weil es bei diesem ambivalenten Bindungsmuster oft zu Beziehungsverstrickungen kommt. Die weiteren Bindungspersonen, wie Großmutter oder Erzieherin, helfen dann etwa, soweit sie dazu in der Lage sind, die Kinder klammern dann und wollen die betreffende Person nicht mehr loslassen, schimpfen aber im nächsten Moment, stoßen die helfende Person weg und fordern, dass ihre primäre, d.h. ihre Hauptbindungsperson, zur Verfügung stehen solle.

Vermeidend gebundene Kinder scheinen nach außen hin mit dem großen Stress sehr gut zurechtzukommen, sie wirken autonom, selbstbewusst, selbstgenügsam. Sie holen sich keine Hilfe, alle sind verwundert, wie gut das Kind mit etwa dem Tod der Großmutter, der schweren Erkrankung der Mutter oder dem Tod eines Geschwisterkindes zurechtkommt. Auch die Geburt eines Geschwisterkindes kann sehr belastend sein: Vermeidend gebundene Kinder ziehen sich dann eher zurück, sitzen in ihrem Zimmer, spielen alleine scheinbar genügsam vor sich hin; bei genauer Beobachtung erkennt man aber, wie groß ihr Stress und ihre innere Anspannung sind. Solche Kinder haben bereits in ihrem ersten Lebensjahr gelernt, ihre Wünsche nach Nähe, Schutz, Sicherheit und Geborgenheit und die damit verbundenen Gefühle zu unterdrücken und gegenüber ihren Bindungspersonen nicht mehr zu zeigen. Zu oft haben die Kinder in der Vergangenheit erfahren, dass sie in solchen Situationen eher zurückgewiesen als unterstützt werden. Sie haben daher schon im ersten Lebensjahr gelernt, mit ihrem Stress alleine zurechtzukommen, diesen zu verstecken. Dabei blieb aber ihre Fähigkeit, zu spielen, zu erkunden, Freude und Spaß am Leben und den Beziehungen zu haben, teils auf der Strecke. Sie sind eher Einzelgänger, ziehen sich zurück, können stundenlang in ihrem Zimmer sitzen und sich »alleine beschäftigen«.

Für die Erwachsenen wirken diese oftmals sehr »stabil«, und in Zeiten von großem familiären Stress sind sie häufig froh, wenn die Kinder mit ihrem bindungsvermeidenden Muster so wenig fordern, so wenig aufdringlich sind. Die Erwachsenen fühlen sich hierdurch entlastet, weil sie glauben, nach diesem scheinbar so autonomen Kind nicht mehr schauen zu müssen. Das Gegenteil ist richtig: Erwachsene müssten erkennen, wie belastet auch dieses Kind ist, das nicht weint, ruft, protestiert und scheinbar keine Symptome entwickelt, und sie müssten aktiv auf dieses Kind zugehen.

In der Regel entwickeln solche Kinder längerfristig dann doch Symptome; diese können psychosomatischer Art sein – wie Einnässen, Einkoten, Schlafstörungen oder Essstörungen –, aber auch Aggressivität, Hyperaktivität und Konzentrationsschwierigkeiten können die Folge sein. Diese Symptome entstehen, wenn die bindungsvermeidenden Kinder ihren großen inneren Stress nicht mehr alleine regulieren und kompensieren können. Gleichzeitig sind sie aber immer noch nicht in der Lage, über das zu sprechen, was sie wirklich bedrückt, was ihnen Angst macht, weil sie es – aufgrund ihres bindungsvermeidenden Musters – nicht gelernt haben, sich an ihre Bindungsperson zu wenden und um Hilfe zu bitten. Ein bindungssicheres Kind wäre längst zur Mutter (oder einer anderen Bindungsperson) gekommen, säße auf deren Schoß, würde weinen und ihr sagen, was es belastet bzw. wo der Schuh drückt.

Die Bedeutung der Mutter und des Vaters sowie weiterer Bindungspersonen für Kinder im Kindergartenalter

Während im Säuglings- und Kleinkindalter die Mutter und der Vater als primäre oder auch sekundäre Bindungsperson oft eine große Rolle spielen, kann man schon im Kleinkindalter, noch mehr im Kindergartenalter beobachten, wie für das Kind weitere Bindungspersonen hinzugekommen sind: Dies können Großeltern, Paten, um viele Jahre ältere Geschwisterkinder, Babysitterinnen, aber auch Tagesmütter und Erzieherinnen sein. Das Netzwerk der Bindungspersonen weitet sich also aus und die Kinder ordnen dieses erweiterte Netzwerk von Bindungspersonen dann in einer gewissen »Prioritätenliste« oder Hierarchie an, die wir auch »Bindungspyramide« nennen. Kinder wissen sehr genau, wer die Haupt- und damit ihre wichtigste Bindungsperson ist, die sie am schnellsten trösten kann, und wer die zweit- und drittbeste Bindungsperson ist; diese kann das Kind zwar auch trösten, aber weil es sich hier nicht ganz so sicher fühlt wie bei der primären Bindungsperson, dauert es länger, bis sich das Kind beruhigt hat. Während der Jahre des Kindergartenalters können sich hier auch Verschiebungen ergeben. Wenn die Tagesmutter das Kind etwa über viele Stunden am Tag betreut oder das Kind ganztägig in einer Kita ist, können die Tagesmutter und die Kindergartenerzieherin ähnlich wichtig werden wie die Hauptbindungsperson und können das Kind genauso schnell und gut trösten wie diese. Es ist für die Kinder entlastend, dass sie sich an ihre bevorzugte Kindergartenerzieherin als weitere Bindungsperson wenden können, wenn sie im Kindergarten großen Stress haben, sich verletzen oder Angst bekommen.

Von daher ist es auch von großer Bedeutung, wenn die Tagesmutter wegzieht, die Erzieherin im Kindergarten schwanger wird und ihre Tätigkeit beendet. Das Kind verliert dann eine wichtige Bindungsperson, trauert in der Regel, kann nicht mehr so gut im Kindergarten spielen, möchte vielleicht sogar nicht mehr in den Kindergarten gehen. Auch psychosomatische Symptome mit Schlaf- und Essstörungen sind als Zeichen des Trauerprozesses und Merkmal einer depressiven Verarbeitung nicht selten.

Wenn die Kinder in diesem Alter motorisch sehr aktiv sind, viel explorieren, klettern und die Gegenstände ihrer Welt in Einzelteile zerlegen (und manchmal auch wieder zusammenbauen), greifen sie häufig bevorzugt auf den Vater als Bindungsperson zurück. Väter spielen oft wilder mit ihren Kindern, sind für motorische Aktivitäten, Sport und auch die Erkundung der Natur manchmal aufgeschlossener und weniger vorsichtig als die Mütter. Auch andere männliche Bindungspersonen wie z. B. ein Kindergartenerzieher, ein Sportlehrer im Kinderturnen, ein Musiklehrer bei der musikalischen Früherziehung können für ein Kind sehr wichtig sein, da es durch diese wie durch seinen Vater erfahren kann, dass auch männliche Bezugspersonen feinfühlig mit ihnen umgehen, ihre Signale beachten und somit ihre Erkundung der Welt fördern können. Dies ist bei Jungen für die Entwicklung der männlichen Identität und Feinfühligkeit von großer Bedeutung.

Leider sind die Kinder heute in den ersten Lebensjahren – einschließlich der Grundschulzeit – oft nur mit Frauen in intensivem Austausch und Kontakt, so dass natürlich die Fähigkeiten und Eigenschaften von Frauen gänzlich anders verinnerlicht werden, als wenn sie auch männliche Bezugspersonen hätten. Sowohl männliche als auch weibliche weitere Bindungspersonen können den Kindern im Kindergarten wie in anderen Gruppen und Vereinen sehr helfen, sich dort neuen Aufgaben und Entwicklungen zu stellen. Sie können dann etwa im Kindergarten übernachten und haben die Sicherheit, dass ihre Bindungserzieherin vor Ort ist, sie können auch kleine Theaterstücke aufführen, beim Krippenspiel mitmachen oder sich in sportlichen Aktivitäten in Gruppen einbringen. All dies geht und gelingt oft nur, weil sie in der Betreuungsperson oder der Leiterin bzw. dem Leiter der Gruppe eine weitere Bindungsperson gefunden haben. Auch hier braucht es jeweils für die verschiedenen Gruppen eine gewisse Zeit der Eingewöhnung, die je nach Bindungsmuster unterschiedlich verlaufen kann.

TEIL 3

Behandlungsbeispiele

In diesem Kapitel werden verschiedene Behandlungsbeispiele von Kindergartenkindern und ihren Eltern dargestellt und diskutiert. Immer wieder zeigt sich, dass die Bindungsmuster der Kinder den Beginn einer Kinderpsychotherapie, aber auch Hilfestellung und Unterstützung für die Eltern erforderlich machen. Eine solche bindungsorientierte Arbeit mit den Kindern und ebenso auch parallel mit ihren Bezugspersonen ist von grundlegender Bedeutung, weil man ein Kind ohne die Kenntnis seiner Bindungsperson(en) kaum verstehen und noch weniger erfolgreich behandeln kann. Die folgenden Beispiele sollen dem Leser eine solche Herangehensweise beim Erkennen der Bindungsdynamik, bei der Diagnostik und der bindungsorierentierten Behandlung verständlich machen.

Exzessive Wutanfälle

Wut gehört zu den basalen Affekten, die bereits Babys haben, ebenso wie etwa Freude, Angst, Traurigkeit. Entsprechend erleben schon Säuglinge, Kleinkinder und Kindergartenkinder Wut, was sich in Wutanfällen und Protest äußert. Wenn sie wütend sind, schreien sie lautstark, ihre Verärgerung zeigt sich deutlich in ihrer Mimik, sie sind aufgebracht, stampfen mit den Füßen, rennen herum. Wenn die Wut sehr groß ist, richten sie diese eventuell auch gegen Objekte, sie treten mit den Füßen danach, können sich dabei auch verletzen, werfen Gegenstände durch den Raum; vielleicht wenden sie ihre Wut auch gegen Bindungspersonen sowie gegen sich selbst, indem sie sich oder andere etwa beißen und verletzen.

Die Wut drückt somit ein sehr intensives Gefühl der Missstimmung aus, mit einem heftigen Affekt von Verärgerung, weil etwas nicht so gelungen bzw. »gelaufen« ist oder erreicht werden konnte, wie es eigentlich gewünscht oder geplant war. Sind Kinder noch sehr klein, so ist ihre Frustrationsschwelle noch sehr gering. Sie brüllen lautstark los, zeigen ihre extreme Verärgerung in Mimik, Gestik und Haltung und richten ihre Wut auch nach außen, etwa gegen eine Person, die aus ihrer Perspektive die Ursache dafür ist. Spätestens wenn die Eltern Grenzen setzen – so ab dem 8. Lebensmonat, wenn die Kinder durch die Wohnung krabbeln und die Eltern an vielen Stellen »Nein!« sagen müssen –, fühlen sich die Kinder in ihrem Explorationsdrang und ihrer Neugier eingeschränkt und werden dadurch frustriert. Diese Frustration bringen sie dann oft durch Wutanfälle zum Ausdruck.

Im besten Falle werden die Kinder in diesen Wutanfällen und dem stressvollen Affekt, der dazu geführt hat, dass sie außer sich gerieten, koreguliert. Die Eltern stehen dann neben den Kindern, passen auf, dass diese sich nicht verletzen, wenn sie z. B. den Kopf gegen die Wand, den Boden schlagen wollen, schieben ihnen ein Kissen unter den Kopf oder halten den Kopf fest; oder sie halten die Kinder fest, wenn sie wegrennen, Gegenstände zerstören oder ihre Wut gegen die Eltern richten und diese schlagen, beißen oder mit den Füßen treten wollen. In diesem Falle begleiten die Eltern die Kinder, halten sie kurzfristig fest und fangen an, den Affekt der Wut, den sie beim Kind erleben, ins Wort zu bringen, sobald das Kind sich etwas zu beruhigen beginnt. Sie sagen dann z. B.: »Oh je, so eine Wut, so ein Ärger, ich weiß, du wolltest unbedingt dies oder jenes, aber das ging leider nicht, meine Güte, das hat dich jetzt aber geärgert und frustriert«. Dabei muss für das Kind spürbar sein, dass die Eltern in ihrer Prosodie, d. h. der emotionalen Qualität des Sprechens, mit ihm und seiner Wut mitfühlen, so dass sie ihm etwas von der Wut und dem Ärger widerspiegeln können. Diese Form des Mitfühlens und des Verbalisierens der Wut verhilft dem Kind dazu, sich verstanden zu fühlen – die Wut wird ihm gespiegelt, wahrgenommen und wird aber auch gemeinsam mit ihm in einer schützenden, haltenden Bindungsbeziehung ausgehalten.

Dieses gemeinsame Aushalten der Wut ist eine ganz wesentliche Fähigkeit der Eltern, die es dem Kind ermöglicht, mit seiner extremen Wut »fertigzuwerden«, d.h. diese zu verarbeiten und sich dann koreguliert innerhalb des normalen Bereichs seiner Stresstoleranz wiederzufinden. Die Eltern helfen dem Kind also durch ihre Begleitung, ihre Anwesenheit, auch Körperkontakt, ihr Sprechen, Mitfühlen, ihre Prosodie, die etwas von der Wut widerspiegelt und spürbar werden lässt, dass sie dem Kind nahe sind und es in dieser schwierigen Situtation, in der es von Stressgefühlen der Wut überwältigt wird, nicht alleine lassen. Kommt es zu einer guten Koregulation, so wird sich das Kind beruhigen, lässt sich dann von den Eltern auch weiter »nachtrösten«, manchmal müssen die Kinder auch weinen und suchen dann Körperkontakt und Trost.

Im Kindergartenalter würden wir erwarten, dass die Kinder weitestgehend in der Lage sind, Wutanfälle selbst zu regulieren. Das heißt, sie haben im günstigen Fall so oft eine gute bis hervorragende Koregulation durch ihre Bindungspersonen erlebt, dass sie diese und ihre Haltung – sprich: ihr Verhalten im Sinne einer Koregulation – verinnerlicht haben. Sie können dann bei einem Wutanfall auf die innere Repräsentanz der Bindungsperson zurückgreifen und sich durch Aktivierung des guten Gefühls bei früheren Koregulationen immer häufiger und besser ganz alleine regulieren. Auf diese Weise reifen die Kinder von der Erfahrung der Koregulation zur Fähigkeit der Selbstregulation heran.

Gerade im Kindergartenalter und in den dortigen Aktivitäten in Gruppen müssen die Kinder sich mit vielen anderen Kindern auseinandersetzen, etwa in Form von Kämpfen, Abgrenzungen, durch Verhandeln über bestimmte Positionen, Spielinteressen und auch im Besprechen gemeinsamer Handlungspläne und Projekte. Dies erfordert bereits viel Kompromissbereitschaft, viel Empathie für die Interessen und Bedürfnisse des anderen. Kinder im Alter von fünf bis sechs Jahren haben in der Regel schon so weit eine »Theory of Mind« (von Wyl 2014) entwickelt, dass sie sich in die Innenwelten, Gefühle und Handlungsabsichten von anderen hineinversetzen können. Sie sind also schon in der Lage zu sagen: »Ich fühle, dass du fühlst, dass ich fühle. Ich denke, dass du denkst, dass ich denke. Ich habe einen Handlungsplan, du hast einen Handlungsplan, und wir könnten uns jetzt über unsere Gefühle, Gedanken und Handlungsabsichten austauschen, und ich wüsste genau, dass deine Gefühle, Gedanken und Handlungen deine sind und dass meine meine sind.« Fürs Kindergartenalter würden wir entsprechend erwarten, dass ein Kind nicht mehr davon ausgeht, dass seine Bedürfnisse, Gefühle und Intentionen mit denen seines Spielkameraden identisch sind.

Genau hier entstehen oft Missverständnisse: So möchte Max gerne in der Bauecke spielen, sein Freund Leo will aber in den Garten, um zu schaukeln. Max behauptet steif und fest, dass Leo auch in der Bauecke spielen wolle, weil er in seiner Entwicklung einer »Theory of Mind« noch nicht so weit ist, dass er zwischen den eigenen Gefühlen und Handlungsabsichten und denen der anderen unterscheiden könnte, weshalb er davon ausgeht, dass alle Kinder in der Bauecke spielen wollen, wenn er dies gerade möchte. Leo dagegen ist in seiner Entwicklung einer »Theory of Mind« schon weiter, er kann verhandeln, er sagt: »Ah, ich sehe, du willst in der Bauecke spielen, ich will aber auf die Schaukel – wie können wir eine Lösung finden? Wollen wir erst schaukeln und dann in der Bauecke zusammen spielen, oder was schlägst du vor?«

Sicher gebundene Kinder haben eine sehr ausgeprägte und deutlich entwickelte »Theory of Mind« (Meins et al. 2002). Bindungsunsichere Kinder können sich nicht so gut in die Gefühle, Gedanken und Handlungsabsichten anderer hineinversetzen, bindungsdesorganisierte Kinder sind dazu meist überhaupt nicht in der Lage, auch noch nicht im Alter von fünf bis sechs Jahren. Man kann sich leicht vorstellen, wie es zu massiven Schwierigkeiten, Auseinandersetzungen und Handlungsabbrüchen führt, wenn diese Kinder glauben, alle fühlten, dächten und wollten so handeln wie sie selbst. Es ist für solche Kinder kaum möglich, etwas in der Gruppe zu machen oder auch länger konstruktiv mit einem anderen Kind zu spielen, es sei denn, dieses stellt sich gänzlich empathisch auf die Schwierigkeiten und ständigen

Spielbrüche und Veränderungen in den Handlungsabsichten des bindungsdesorganisierten Kindes ein. Solche Kinder haben dann öfters massive Wutanfälle, weil sie sich kaum steuern und regeln können, sie haben – weil positive Erfahrungen von Koregulation durch erwachsene Bindungspersonen fehlen – bislang meist keine Fähigkeit zur Selbstregulation von Wut entwickelt. Kommen sie jetzt mit dieser Schwierigkeit in den Kindergarten oder sollen in einer Kindergartengruppe spielen und konstruktiv gemeinsam etwas auf den Weg bringen, fällt ihnen dies extrem schwer; sie können kaum in der Gruppe sein, schließen sich selbst aus, laufen weg, bekommen manchmal exzessive Wutanfälle, die für alle Beteiligten sehr ängstigend und bedrohlich sind.

Das folgende Beispiel schildert eine solche problematische Entwicklung mit Diagnostik und therapeutischen Möglichkeiten.

Beispiel: Diagnostik und Therapie bei exzessiven Wutanfällen
Max kam mit drei Jahren in den Kindergarten. Als seine Mutter ihn zum ersten Mal morgens brachte, riss er sich gleich von ihrer Hand los und stürmte in die Gruppe hinein, rannte durch den Raum, sprach alle Kinder an, wirbelte herum und war wie ein kleiner Hurrican, der in die Gruppe gefahren war. Die Frage, ob er eine Eingewöhnung brauchte und sich etwa langsam von der Hand der Mutter lösen sollte, stellte sich angesichts dieses Verhaltens gar nicht.

Als die Erzieherin Gaby ihn etwas auf sich fixieren wollte, ihn an der Hand nahm, um sich mit ihm hinzusetzen und gemeinsam zu spielen, konnte er nur kurz sitzen bleiben, sprang dann wieder auf, rannte in die Bauecke. Er störte dort die Jungen, die gerade dabei waren, einen großen Turm zu bauen. Dass er immer wieder andere Kinder beim Spiel störte, führte zu großem Ärger und innerhalb von zehn Minuten zu großen Spannungen in der Kindergruppe. Die Mädchen waren dabei, sich vor seinem Ungestüm zu schützen und sich jeweils in ihre Spielecken zurückzuziehen, die

Jungen rotteten sich bereits zusammen, um sich mit Max auseinanderzusetzen.

Im Kindergarten-Team wurde besprochen, dass Gaby Max jeweils morgens an der Tür begrüßen und an der Hand in die Gruppe führen sollte, um ihn auf sich zu zentrieren. Sie sollte ihn an sich binden, damit er bei ihr erst einmal emotionale Sicherheit erfahren konnte. Die Bindung an die Mutter wurde von den Erzieherinnen als »wenig gefestigt« eingeschätzt, da es, wie beschrieben, überhaupt nicht um eine Eingewöhnung ging, sondern von vorne herein darum, wie Max in seinen Affekten koreguliert werden konnte.

Schon nach wenigen Tagen fiel auf, dass Max keinerlei Frustrationstoleranz hatte. Sobald er etwas tun sollte, zu etwas aufgefordert wurde, das nicht in seinen Plan passte, sobald er von den Spielkameraden ausgeschlossen wurde oder diese mit ihm etwas spielen wollten, was seiner Vorstellung nicht entsprach, wurde er extrem ärgerlich. Er bekam dann exzessive Wutanfälle: Er warf sich auf den Boden, strampelte mit den Füßen, versuchte teilweise, den Kopf auf den Boden zu schlagen, was ihm auch gelang, wenn die Erzieherin ihm nicht schnell ein Kissen unter den Kopf schob und ihn festhielt. Dabei brüllte er wie am Spieß, als wäre er gerade massivst verletzt worden oder als würde ganz Schreckliches mit ihm passieren. Sein Schreien war so markerschütternd, dass die Erzieherin aus der Nachbargruppe kam, um zu sehen, was passiert sei. In solchen Situationen zeigte er eine gigantische Wut, sein Gesicht war wutverzerrt, er hatte Schaum vor dem Mund, manchmal dachte man, er werde gleich ohnmächtig, weil er vergessen könnte zu atmen. Im Schreien kamen verschiedene Gefühle zum Ausdruck: nicht nur Zorn, Wut, sondern auch Verzweiflung, Ohnmacht, Hilflosigkeit, wie sich in der Supervision mit den Erzieherinnen herausstellte, die sich auf das Wahrnehmen ihrer Gegenübertragung einließen, also der Gefühle, die das Schreien von Max *bei ihnen* auslöste.

Max' Schrei- und Wutattacken konnten 20 bis 30 Minuten dauern, der längste Wutanfall, der von einer Erzieherin registriert wurde, dauerte 55 Minuten – 55 Minuten, in denen Max ohne Pause schrie und am Boden lag, den Kopf auf den Boden zu schlagen versuchte und mit den Füßen strampelte. Diese Anfälle kamen manchmal mehrfach am Tag vor, sobald Max durch das, was er erlebte, frustriert war. Da seine Frustrationstoleranz nur minimal war oder gar nicht vorhanden war, musste morgens immer eine Erzieherin aus dem Team abgestellt werden, um ihn während des ganzen Tages zu betreuen. Wurde eine solche Eins-zu-eins-Betreuung durchgeführt, war es möglich, Max einigermaßen »durch den Tag zu coachen«, wie eine Erzieherin es nannte; dann bekam er *nur* einen oder zwei Wutanfälle, während andere Wutanfälle, die sich andeuteten, schnell abgefangen werden konnten, indem er etwa abgelenkt oder ihm ein neues Angebot gemacht wurde. Durch diese Art der Betreuung wurden Max' Verhalten und seine Möglichkeiten, sich in der Gruppe zu bewegen, etwas besser. Es war aber klar, dass es auf Dauer nicht möglich war, Max »eins zu eins« zu begleiten.

Im Elterngespräch wurde den Eltern verdeutlicht, dass Max eine ausgeprägte Entwicklungsstörung hatte, dass er vermutlich nicht eine sichere, sondern eine desorganisierte Bindung entwickelt hatte und dass eine weitere Diagnostik in einer kinderpsychosomatischen Ambulanz notwendig sei. Die Erzieherinnen hatten bereits vorher mit mir Kontakt aufgenommen und um eine Supervision gebeten, damit sie sich sicher sein konnten, dass Max bei mir untersucht werden könnte, wenn die Eltern sich dazu bereit erklärten. Die Eltern konnten zwar nachvollziehen, dass Max' Verhalten in verschiedenen Situationen problematisch war, meinten aber, dass er zu Hause selten solche Wutanfälle bekomme wie in der Gruppe des Kindergartens. Dies war auch nicht verwunderlich, da die Herausforderungen, die damit verbunden waren, sich in einer Gruppe zu bewegen, eben ganz andere sind, als wenn Max zu Hause alleine von der Mutter begleitet wurde.

Max brauchte also ständig emotionalen Kontakt, Aufmerksamkeit und vor allen Dingen eine ständige Koregulation seiner Gefühle, besonders bei drohenden oder stattfindenden Wutanfällen. Die Mutter berichtete, sie schicke ihn zu Hause bei solchen Wutanfällen in sein Zimmer und sage ihm, dass sie ihn nicht lieb habe, wenn er sich so verhielte. Manchmal schleppe sie ihn auch in sein Zimmer, wenn er dort nicht hingehen wolle; sie schließe dann die Tür und warte, bis sein Anfall vorüber sei.

Sie hatte schon öfter probiert, ihn durch Ignorieren seiner Anfälle dazu zu bringen, dieses unerwünschte Verhalten aufzugeben; diesen Rat hatte man ihr in einer Beratungsstelle gegeben. Dadurch, dass sie sich ihm zuwende, verstärke sie seine Bereitschaft zu den Wutanfällen, so hieß es. Sie meinte aber, dass sie dies nicht immer durchhalte und inkonsequent sei, und dies sei wahrscheinlich auch der Grund, warum seine Wutanfälle noch nicht wirklich besser geworden seien. Wenn Max in sein Zimmer geschickt werde, tobe er dort, er zerstöre manchmal Gegenstände; aber es sei ihr, so sagte die Mutter, dann egal, wenn er seine Bilderbücher zerreiße oder auch gegen die Türen seines Schranks trete. Schließlich sei es ja seine Schuld und sein Problem, wenn er nachher keine Kinderbücher mehr hätte, die er anschauen könnte.

Es wurde deutlich, dass besonders die Mutter auch in Not war. Der Vater kam einmal zu einer Besprechung mit den Erzieherinnen in den Kindergarten mit, fühlte sich aber insgesamt »für die Erziehung des Buben nicht zuständig, weil dies Sache der Mutter sei«, wie er sagte. Die Eltern kamen zum Erstgespräch gemeinsam in die kinderpsychosomatische Sprechstunde und es zeigte sich, wie verzweifelt sie letztendlich doch waren; sie hatten geahnt, dass die Aufnahme in den Kindergarten schwierig werden könnte. Sie hatten schon einige Zeit zuvor für Max einen Kindergartenplatz, waren aber der Meinung gewesen, Max solle noch etwas länger zu Hause bleiben, so dass sie den Kindergartenbesuch auf das Alter von 3½ Jahren verschoben hatten.

Bei der Bindungsdiagnostik zeigte sich, dass Max ein eindeutig desorganisiertes Bindungsverhalten hatte, mit deutlichen Zügen, die Bindungsperson zu kontrollieren. Über dieses gesteigerte Kontrollieren versuchte Max, den Bindungskontakt zu seiner Bindungsperson aufrechtzuerhalten. Das Verhalten der Mutter, sich manchmal aus der Beziehung »herauszuziehen« und ihm zu drohen, dass sie den Bindungskontakt abbräche, indem sie ihn ins Zimmer schickte, hatte dazu geführt, dass es zu einer massiven desorganisierten Verstrickung zwischen den beiden gekommen war. Die Mutter hatte manchmal ihrerseits Gefühle von Wut, wollte ihn abgeben, wegschicken, fand dann auch, dass sie »keine Liebe mehr« für ihn habe. Sie war sehr enttäuscht, weil der Vater sich gänzlich aus der Erziehung zurückgezogen hatte. Wenn der Vater mit Max zum Fußballspielen oder zum Spielplatz ging, war Max meistens begeistert. Der Vater unternahm aber nur selten und für kurze Zeit etwas mit Max, so dass er dessen Wutanfälle selten erlebt hatte. Die Mutter kontrollierte die Erziehung und sagte dem Vater, wie er mit dem Jungen umzugehen habe. Gelegentlich war der Vater während Max' Wutanfällen selbst »ausgerastet« und hatte ihm einen Klaps verpasst oder ihn drohend in dessen Kinderzimmer getrieben, um dann hinter ihm die Tür zu schließen.

Es war klar, dass Max mit seiner Verhaltensproblematik in der Kindergartengruppe auf Dauer nicht zu halten war, vielmehr dringend eine Kinderspieltherapie benötigte, um dort neue emotionale Erfahrungen zu machen, wie er lernen konnte, in der Koregulation durch eine Therapeutin seine Affekte besser zu steuern.

Die Mutter berichtete im Bindungsinterview, dass sie von ihren Eltern teilweise vernachlässigt worden war, teilweise auch körperliche Gewalt erlitten hatte. So erinnerte sie sich: »Ich wusste nie, wo ich dran bin, was als Nächstes passiert, es war oft chaotisch, wir hatten viel Stress miteinander, meine Eltern hatten nur Zeit für die Geschwister, ich war die Größte und musste immer funktionieren, meine Bedürfnisse wurden gar nicht beachtet, manchmal drohten mir meine Eltern, manchmal sagten sie mir, dass ich ihnen ganz egal sei.« Es wurde deutlich, dass die Mutter selbst eine Kindheit mit großem Stress erlebt hatte, so dass sie keine sichere Bindung an ihre Eltern entwickelt hatte. Mit Max wiederholte sich, was sie selbst erlebt hatte, es geschah eine »transgenerationale Weitergabe« ihrer Erfahrungen.

Besonders Max' Wutanfälle waren für sie sehr belastend. Sie erinnerte sich an ihre Angst als Kind, wenn ihr Vater alkoholisiert nach Hause gekommen war, um dann die Mutter zu beschimpfen und auch die Kinder zu bedrohen. Dies kam nicht oft vor, wurde von ihr aber als sehr bedrohlich erlebt. Normalerweise war der Vater ruhig und zurückgezogen; in den Phasen alkoholbedingter Wutausbrüche erkannte sie ihn nicht wieder und hatte große Angst. Sie zog sich dann gerne in ihr Kinderzimmer zurück oder versteckte sich unter der Couch, während sie die lautstarken Auseinandersetzungen und Gespräche zwischen den Eltern miterlebte. Dabei hatte sie panische Angst und fürchtete sich immer, die Eltern könnten auch gewalttätig aufeinander losgehen und sich irgendwann scheiden lassen. Oft gab sie sich die Schuld, weil sie während des Tages irgendetwas getan hatte, was die Mutter verärgert hatte, so dass es jetzt zu einem Streit zwischen den Eltern gekommen war. Sie lag oft nächtelang wach, grübelte darüber nach, was sie besser machen könnte, um die Eltern zu versöhnen, um ein braves Kind zu sein, damit der Vater nicht so viel Alkohol trinke, die Mutter beschimpfe oder die Eltern gar auseinandergingen, was ihr die schlechteste aller Möglichkeiten zu sein schien, weil es ihr am meisten Angst machte.

Max' Vater hatte während seiner Kindheit eine typische bindungsvermeidende Entwicklung erfahren. Die Eltern hatten sich wenig um ihn gekümmert, seine Bedürfnisse und Nöte wenig wahrgenommen; er musste sich sehr früh selbst versorgen, war ein »Schlüsselkind«, kochte für sich, wenn er aus der Schule kam, machte die Hausaufgaben und spielte mit seinen Freunden. Er genoss die »Freiheit«, erlebte wenig »Kontrolle«, aber er wusste auch, dass er sich mit seinen Sorgen nie an seine Eltern wenden konnte, was, wie er sagte, bis heute so geblieben sei. Er habe einen Lehrer gehabt und den Trainer im Fußballclub, an die er sich jeweils gewandt habe, wenn es ihm sehr schlecht gegangen sei. Besonders nach der Scheidung seiner Eltern seien diese beiden Männer für ihn wichtige Orientierungsfiguren gewesen und hätten ihn auch emotional unterstützt und manchmal auch nach dem Training noch eingeladen.

Max besuchte dann eine Kinderspieltherapie, wo er durch eine feinfühlige Therapeutin bindungsorientiert erlebte, wie seine Wutanfälle und seine anderen Affekte koreguliert wurden und er durch diesen Kontakt zunehmend mehr emotionale Sicherheit erfuhr. Zur Therapeutin entwickelte sich immer mehr eine bindungssichere Beziehung.

Auch seine Mutter ging nun zur Therapie. Es waren mehrere längere Gespräche erforderlich, bis sie einsah, dass sie ohne eine Veränderung ihrer eigenen Situation und inneren Befindlichkeit – auch nach einer erfolgreichen Therapie von Max – kaum in der Lage wäre, die vielen Gefühle ihre Sohnes gut auszuhalten, zu unterstützen, zu begleiten; vielmehr würde sie immer eher dazu neigen, auf Gefühle übermäßig zu reagieren, Angst zu bekommen oder sich emotional zurückzuziehen. Beide Arten der Reaktion könnten Max' emotionale Entwicklung und sichere Bindung letztendlich nicht voranbringen.

Es wurde mit der Zeit deutlich, dass Max doch noch innerhalb der ersten sechs Monate seiner Kindergartenzeit eine relativ sichere Bindung an seine Eingewöhnungs- und Bezugserzieherin Gaby entwickeln konnte. Gabys Eins-zu-eins-Begleitung in den ersten 14 Tagen im Kindergarten hatte ihm sehr viel Sicherheit und Struktur gegeben.

Auch die Kinderpsychotherapeutin konnte durch die bindungsorientierte, zweimal pro Woche stattfindende ambulante Kinderpsychotherapie erreichen, dass Max sein Wut immer besser kontrollieren konnte und seine Frustrationstoleranz stieg. Er konnte jetzt schon öfter in Worte fassen, wenn er wütend war, auch wenn er die Therapeutin dabei noch anbrüllte und sich drohend in den Raum stellte. Die langen Wutanfälle, wie es sie zu Beginn der Kindergartenzeit gegeben hatte, traten gar nicht mehr auf. So war es dann auch möglich, dass Max wesentlich besser in die Kindergartengruppe integriert werden konnte. Er wurde von anderen Kindern jetzt eher zum gemeinsamen Spielen aufgefordert. Zum ersten Mal wurde er auch zur Geburtstagsfeier eines Kindes seiner Gruppe eingeladen. Er konnte auch an Aktivitäten von Kleingruppen teilnehmen, ohne alle zu stören, alles kaputtzumachen oder zu schreien.

Die Mutter sah diese Entwicklung auch und fand, dass sie – gestützt durch ihre eigene Entwicklung in ihrer Psychotherapie – jetzt auch in der Lage war, vor Max weniger Angst zu haben, mehr bei ihm zu bleiben, sich ihm emotional näher zu fühlen. Offensichtlich spürte Max dies, denn er kam jetzt häufiger zu ihr, wollte von ihr in den Arm genommen werden und bat sie um Hilfe, wenn er etwas nicht erledigen konnte, an etwas bastelte, was ihm nicht gleich gelang. Anstatt loszubrüllen oder alles wegzuwerfen, fragte er jetzt eher nach Hilfe und konnte seine Mutter somit auch deutlich mehr als sichere Basis für seine Aktivitäten, aber auch für die Gefühlsregulation nutzen.

Die Therapie der Mutter, die Eins-zu-eins-Begleitung und bindungsorientierte Unterstützung durch die Erzieherin und die Kinderspieltherapie mit der Möglichkeit von sicheren emotionalen Erfahrungen bei der Kindertherapeutin waren also gewissermaßen die »Bausteine«, welche Max' Integration in den Kindergarten ermöglichten und verhinderten, dass er von den anderen Kindern noch mehr ausgeschlossen wurde. Auch in einer viel kleineren Gruppe mit heilpädagogischem Charakter und weniger Kindern wäre Max mit seinem vorigen Verhalten kaum »tragbar« gewesen.

Lediglich der Vater war noch nicht richtig integriert und alle arbeiteten weiter daran, dass er doch öfter etwas mit seinem Sohn unternehmen sollte. Als Max dann mit Unterstützung des Vaters besser Fahrrad zu fahren lernte, entdeckten die beiden eine Möglichkeit, gemeinsam kleinere Ausflüge zu machen, die Max sichtlich genoss. Diese Aktivitäten am Wochenende waren seine Highlights, von denen er auch sehr ausschweifend und begeistert am Montagmorgen in der Kindergartenrunde berichtete.

Essstörungen

Die Nahrungsaufnahme ist grundsätzlich sehr eng mit Gefühlen verknüpft. Wenn Kinder sehr aufgeregt sind, Angst haben, wenn sie wütend sind, können sie nicht gleichzeitig entspannt und gut essen. Hinzu kommt, dass die verschiedenen Nahrungsmittel bei der Altersgruppe der Kindergartenkinder mit vielfältigen Phantasien, Assoziationen und symbolischen Bedeutungen belegt werden. Der Spinat ist dann nicht nur Spinat und Eier sind nicht nur Eier, sondern die Kinder assoziieren zu den einzelnen Nahrungsmitteln, ihren Farben, ihrer Konsistenz Geschichten, die sie wie tagträumend weiter»spinnen«. Sie projizieren auch ihre Ängste auf bestimmte Nahrungsmittel, so dass diese dann plötzlich tabu sind und die Kinder sie nicht mehr essen können, unbedingt vermeiden und keinesfalls auf dem Teller sehen wollen; andernfalls geraten sie in Stress, protestieren oder lehnen das gesamte Essen ab. Wenn Ängste, aber auch destruktive innere Anteile auf bestimmte Nahrungsmittel projiziert werden, so fühlen sich die Kinder von diesen verfolgt, bedroht, weil sie ja in ihrer Phantasie »vergiftet« sind.

Kognitive Erklärungen und Erläuterungen, dass diese Nahrungsmittel gesund und keineswegs vergiftet seien, oder gar Strenge und das Zwingen zum Essen können hierbei extremen Stress auslösen. Die Kinder sind dann verzweifelt, reagieren mit Wutanfällen und werfen im schlimmsten Fall den Teller vom Tisch und laufen davon. Sie fühlen sich nicht verstanden, glauben, die Eltern wollten sie mit dem Essen vergiften, so dass aus einer partiellen Essverweigerung oder selektivem Essen schließlich eine komplette Essstörung oder Essverweigerung entstehen kann.

Die Kinder brauchen in einer solchen Situation viel Verständnis und emotionalen Halt: Verständnis insofern, als die Eltern sich darüber im Klaren sind, dass die Kinder nicht selektiv etwas von der Nahrungsaufnahme oder bestimmte Nahrungsmittel verweigern, um sie zu ärgern, zu provozieren oder ihnen das Leben schwer zu machen. Wenn Kinder mit einem bestimmten spezifischen kindlichen Verhalten reagieren, hat dies immer einen »Sinn«. Für Eltern geht es also darum, zu erkennen, warum das Kind dieses oder jenes, was es zuvor noch mit Begeisterung gegessen hat, auf einmal komplett ablehnt. In irgendeiner Weise hat sich offenbar die symbolische Bedeutung dieses Nahrungsmittels für das Kind verändert, was für es jetzt großen Stress bedeutet.

In einem solchen Fall ist es manchmal notwendig, dass Berater hinzugezogen werden, etwa Kinderspieltherapeuten. Diese beginnen dann durch das Spiel und die projektiven Inhalte, die im Spiel dann nicht nur auf Nahrungsmittel, sondern auf andere Spielfiguren und symbolische Gegenstände projiziert werden, zu verstehen, mit welcher inneren Dynamik das Kind gerade beschäftigt ist. Oft handelt es sich um aggressiv-destruktive Anteile, die in der Bindungsbeziehung mit den Eltern nicht gut ausgehalten werden können, weil diese manchmal vor allem Gehorsam, Anpassung oder gar Unterwerfung erwarten, wenn ihre Kinder im Kindergartenalter sind, und von ihnen verlangen, dass sie schon wie Erwachsene »funktionieren« und alles essen, was auf den Tisch kommt. Dass die Kinder aber in ihrer kindlichen Seele noch mit vielfältigen Phantasien, Ängsten, Wünschen und Hoffnungen beschäftigt sind, die sie sprachlich noch nicht zum Ausdruck bringen können, sondern nur über Symbolspiel und Projektionen, ist den Eltern oft nicht klar. Eine psychopädagogische Aufklärung kann hier schon hilfreich sein.

Eine Kinderspieltherapie und beratende Elterngespräche sind bei solchen Problemen oft die Lösung der Wahl. Besonders müssen alle Beteiligten – auch die Erzieherinnen im Kindergarten – verstehen, dass Kinder, die selektiv Essen verweigern oder bestimmte Nahrungsmittel nicht zu sich nehmen wollen, vor diesen Angst haben. Hier brauchten sie die Bindungsperson als hilfreiche emotionale Unterstützung. Wenn ihre Angst ausgehalten und schließlich verstanden wird, verändert sich oft die Symptomatik. Die Kinder können dann manchmal wie von selbst das bisher ausgegrenzte, »vergiftete, bedrohliche« Nahrungsmittel wieder essen.

Bei anderen Kindern haben es Eltern schon im Säuglings- und

Kleinkindalter versäumt, sie feinfühlig bei der Stressregulation zu begleiten. Vielmehr reagierte z.B. die Mutter auf Weinen, Jammern, Wutanfälle, Ängste immer in der gleichen Weise, indem sie nämlich den Stress des Kindes mit dem Angebot von Nahrung zu beruhigen versuchte. Auf diese Weise lernten die Kinder sehr schnell, dass bei allen möglichen Formen von Stress die Aufnahme von Nahrung zur Beruhigung dient. Im Kindergartenalter werden sie dann so groß sein, dass sie nicht mehr abwarten müssen, bis sie von der Mutter etwas zu essen bekommen; jetzt können sie selbst an den Schrank gehen, sich Süßigkeiten holen oder auch durch das Essen großer Mengen anderer Speisen versuchen, sich emotional im Lot zu halten.

Wenn Kinder große Mengen an Nahrung zu sich nehmen, wird automatisch das parasympathische Nervensystem aktiviert. Dies führt zu einer physiologischen Entspannung, so dass das Kind den Stress, den es vielleicht aufgrund von Angst oder auch Wut hat, nicht mehr so wahrnimmt. Kindergartenkinder, die übergewichtig geworden sind, weil sie sich durch Essen beruhigen, haben bereits Folgeschäden, auch orthopädische Probleme und Schmerzen, weil die Knochen und Gelenke nicht für das übermäßige Gewicht ausgelegt sind.

Wir sehen also bereits in diesem Alter, wie sich eine Sucht mit übermäßiger Nahrungsaufnahme und der Fixierung auf Nahrungsmittel zur Stressbewältigung entwickelt. Ursache dafür ist die fehlende Stresskoregulation durch die Bindungspersonen. Das Kind wird vermutlich im weiteren Leben immer übergewichtiger werden; die Wahrscheinlichkeit, dass es sein Gewicht wieder verliert, weil es lernt, mit dem Stress anders umzugehen und ihn anders zu regulieren, ist sehr gering.

Auch hier sind eine eingehende Diagnostik der Bindungsbeziehung, eine Kinderpsychotherapie und eine intensive begleitende Elternarbeit notwendig. Oftmals regulieren die Eltern ihren Stress ebenfalls durch Essen. Bei einem solchen »Vorbild« ist es oft unmöglich, dem Kind zu einer besseren Stressregulation durch andere Mechanismen zu verhelfen. Eine Mitbehandlung oder individuelle

Behandlung eines oder beider Elternteile ist dann dringend geboten. Die Eltern haben häufig bei ihren Eltern nicht erlebt, wie stressvolle Emotionen – im Sinne von Bindungssicherheit und emotionaler Unterstützung – in der Beziehung gehalten und reguliert werden, vielmehr wurde manchmal über viele Generationen das Essen als der beste Stressregulator angesehen.

Beispiel: Ein Kind mit selektivem Essverhalten

Zu essen war für Jana bisher kein großes Problem gewesen. Seit sie im Kindergarten war, beschäftigte sie sich auch zu Hause auffällig mit Essen, fragte die Mutter immer wieder, was in den verschiedenen Gerichten drin sei, wie sie diese zusammengestellt habe oder ob bestimmte Nahrungsbestandteile giftig seien. Sie hatte große Angst, im Kindergarten etwas zu essen, da ihr die dort angebotenen Speisen »nicht geheuer«, oft auch nicht bekannt waren. Sie hatte sich im Kindergarten sehr für Märchen interessiert und war dabei auch zum ersten Mal damit konfrontiert worden, dass die Königin versucht hatte, Schneewittchen mit dem Apfel zu vergiften.

Überhaupt kam sie auf das Thema »Gift in der Nahrung« immer wieder zu sprechen: Wo kommt das Gift her, wer mischt es in das Essen, kann man das Gift riechen oder sehen, kann man es schmecken, warum vergiften Menschen andere, könnte sie selbst jemand vergiften, ohne das zu merken?

Mit der Zeit wurde ihr Essverhalten immer selektiver, d. h. sie ließ bestimmte Nahrungsmittel aus, entschied sich insbesondere, keine grünen Nahrungsmittel mehr zu essen. Sie mied Salat, Spinat, ja alle Formen von grünem Gemüse. Schon ein Blättchen Salat konnte sie in Panik versetzen, so dass sie dann das ganze Essen ablehnen wollte.

Zunächst nahm die Mutter hierauf keine Rücksicht, sondern drängte Jana, alles aufzuessen, was auf dem Tisch sei. Mit der Zeit wurde ihr aber klar, dass es sich hierbei um mehr als nur um »eine

Macke« handelte, wie die Mutter sagte, dass ihre Tochter vielmehr ein ausgeklügeltes »Warnsystem« bezüglich der Vergiftung durch grüne Nahrungsmittel entwickelt hatte.

Als die Mutter mit Jana deswegen in die psychosomatische Ambulanz kam, sahen wir eine etwas schüchterne, zurückhaltende 3½-Jährige, die während der gesamten Stunde des Erstgesprächs ängstlich auf dem Schoß der Mutter saß und sich auf mein Angebot, die Spielsachen zu erkunden, nicht einlassen konnte. Die Mutter erzählte, dass die Aufnahme in den Kindergarten Jana nicht leichtgefallen war, das Datum war auch zwischenzeitlich verschoben worden, weil das Kind Ängste beim Einschlafen und Schlafstörungen entwickelt hatte.

Die Eingewöhnung in den Kindergarten dauerte insgesamt vier Wochen – nach Meinung der Mutter erstaunlich lange; schließlich kannte Jana die Erzieherinnen und den Kindergarten schon, weil sie dort schon über längere Zeit mit der Mutter ihren älteren Bruder abgeholt hatte. Durch die Eingewöhnung wurde der Mutter aber auch deutlich, wie sehr Jana an ihr hing und dass die Trennung für diese ein schwieriges Thema war. Schließlich konnte Jana im Kindergarten bleiben, aber das Essen – bei dem es immer wieder ihr nicht bekannte Speisen gab – gemeinsam mit den anderen Kindern in der Gruppe bereitete ihr noch große Sorgen. Die Mutter gab ihr dann ihr eigenes Essen mit.

In Bezug auf das Essen kristallisierte sich deutlicher ihre Trennungsangst heraus, so dass wir sagen konnten: »Dass Jana im Kindergarten nicht essen konnte und Angst davor hatte, stand symbolisch für die Schwierigkeit, sich zu trennen, und dafür, dass sie im Kindergarten – trotz Eingewöhnung – immer noch eine große innere Anspannung des Bindungssystems erfuhr.« Das Essen von zu Hause, von der Bindungsperson zubereitet, brachte ihr Sicherheit, beruhigte sie, das Essen aus dem Kindergarten dagegen stand für das Fremde, schien bedrohlich, so dass sie sich damit nicht neugierig beschäftigen konnte, nicht einmal mit einem leckeren Nachtisch, der ihr immer wieder angeboten wurde.

Als Jana sich dann auch noch mit den verschiedensten Märchen, mit Hexen und der Verwendung von Gift befasste und das Gehörte für sie lebendig wurde, tauchten plötzlich Ängste auf, überhaupt irgendetwas im Kindergarten zu essen. Janas Angst, symbolisch auf das Essen projiziert, richtete sich schließlich auf alle grünen Nahrungsmittel, besonders Salat und Gemüse. Sie konnte dann leichter im Kindergarten sein, auch erste Happen vom gemeinsamen Essen probieren, aber nur indem offensichtlich ihre Angst komplett, symbolisiert, auf grüne Nahrungsmittel übertragen worden war, die sie, stellvertretend für ihre Angst, bekämpfen und ausschalten konnte. Indem sie ihre Angst in grünen Salat und in Gemüse gebannt und dort als »Gift« identifiziert hatte, konnte Jana sie, so schien es, besser kontrollieren. Die eigene innere Angst war viel schlechter zu kontrollieren, weil sie mit einer diffusen Trennungsangst von der Mutter einherging.

In der Therapie stellte sich nun die Frage, ob man an dieser Phobie vor grünen Nahrungsmitteln arbeiten sollte oder ob das Hauptthema nicht die Angst vor der immer noch nicht richtig bewältigten Trennung war und ob diese nicht in den Mittelpunkt der Behandlung gestellt und in den Besprechungen mit den Eltern thematisiert werden sollte.

Wir entschlossen uns dazu, an der Trennungsangst und der Bindungsthematik zu arbeiten. Hierzu wurde auch ein Bindungsinterview mit der Mutter durchgeführt. Dabei kam zur Sprache, dass diese in ihrer Kindheit selbst zwei sehr stressvolle frühe Trennungen von ihren Eltern erlebt hatte; besonders die Scheidung der Eltern, als sie im Kindergartenalter war, hatte bis heute Spuren bei ihr hinterlassen, und sie erinnerte sich nicht gerne an diese sehr stressvolle Zeit. Es gab nur noch diffuse Erinnerungsbilder: dass sie selbst als Kind in jener Zeit sehr ängstlich war, als es auch ihrer Mutter sehr schlecht ging; dass diese vermutlich nach der Trennung und Scheidung eher depressiv war und ihr in jener Zeit bei ihren Ängsten und Problemen im Kindergarten kaum helfen konnte, dass sie wenig emotional präsent war.

Die Mutter berichtete auch, dass sie Sorgen gehabt hatte, ob und wie Jana die Kindergartenaufnahme und die Trennung verkraften würde, und dass sie deshalb (siehe oben) die Aufnahme verschoben hatte. Offenbar benötigte auch die Mutter eine Begleitung und Unterstützung, um die frühen Trennungserfahrungen aus ihrer Kindheit anzuschauen und sich hier verstanden zu fühlen; so könnte sie selbst in einen ruhigeren Zustand kommen und Jana bei deren Ängsten besser begleiten. Während sich die Mutter durch die bindungsorientierte Begleitung in den Elterngesprächen emotional stabilisieren konnte, wurde auch Jana in der Kindergartengruppe »lebendiger«. Die Erzieherin beschrieb, dass sie jetzt häufiger mit anderen Kindern spielte und große Freude daran hatte, im Außenbereich die Turngeräte und Spielmöglichkeiten zu erkunden. Wir werteten dies als gutes Zeichen, dass sie sich im Kindergarten sicherer fühlte und sich jetzt mehr auf Exploration und gemeinsame Aktivitäten mit Spielkameraden einlassen und dies auch genießen konnte.

In jener Zeit fiel auf, dass Jana zum ersten Mal auch vom Nachtisch eines anderen Kindes genascht und in einen grünen Apfel gebissen hatte. Die Erzieherin hatte dies sehr schmunzelnd und wohlwollend registriert, aber klugerweise nicht offen angesprochen. Wie von selbst verlor sich im weiteren Verlauf, nur durch die Unterstützung und Stabilisierung der Mutter in der Trennungssituation, Janas Trennungsangst, so dass auch die Essstörung mit der Angst vor Gift in grünen Nahrungsmitteln auf wundersame Weise verschwand. Irgendwann verkündete Jana ganz stolz am Tisch, dass sie jetzt auch Grünes esse und dass Grün und Gelb jetzt ihre Lieblingsfarben beim Malen seien.

Die Eltern waren durch diese Entwicklung sehr erleichtert und die Mutter ließ erkennen, dass sie sehr wohl verstanden hatte, wie diese selektive Essstörung bei Jana entstanden war und wie diese mit ihrer eigenen Erfahrung der Scheidung und Trennung ihrer Eltern während ihrer Kindergartenzeit zusammenhing.

Beispiel: Ein Kind mit Adipositas

Schon als Tom mit vier Jahren zum Kindergarten angemeldet wurde, fiel der Erzieherin auf, dass er sehr übergewichtig war. Als er ein halbes Jahr später dann in den Kindergarten eingewöhnt wurde, hatte er noch mehr an Gewicht zugelegt und die Erzieherin betrachtete ihn wegen seines Körpergewichts mit einer gewissen Sorge. Beim Elternabend wurde deutlich, dass Vater und Mutter ebenso übergewichtig waren.

Als die Erzieherin die Mutter vorsichtig auf Toms Übergewicht ansprach und sagte, es sei notwendig, hieran etwas zu ändern, weil Übergewicht mit verschiedenen körperlichen Komplikationen einherginge und ein lebenslanges Thema bleiben könne, wiegelte die Mutter zunächst ab und meinte, sie koche hervorragend, sie seien eben alle genetisch bedingt etwas »stärker«. Beim täglichen Essen im Kindergarten fiel der Erzieherin allerdings auf, dass Tom sehr gierig, manchmal sogar mit beiden Händen sein Essen in den Mund stopfte, als wäre er am Verhungern.

Tom hatte immer wieder großen Stress, weil er von anderen Kindern geärgert oder von gemeinsamen Aktivitäten ausgeschlossen wurde: zum Teil, weil er motorisch weniger geschickt war und nicht so schnell laufen konnte und deshalb bei Spielen, die schnelle Bewegung oder Laufen erforderten, schlechter war. Tom war dann oft verzweifelt und traurig, ließ sich dies aber vor den Erzieherinnen so gut wie gar nicht anmerken. Er tat vielmehr ganz cool, fragte dann aber nach Süßigkeiten, nach Essen, und wenn es zu einer Zwischenmahlzeit kam, schien er unersättlich. Er brachte auch von zu Hause viel Essen mit, seine Kindergartentasche war groß und jeweils gut mit Essen gefüllt.

In den Beratungsgesprächen mit der Mutter wurde deutlich, dass Aufmerksamkeit, Zuwendung, Sicherheit – im Sinne von emotionaler Sicherheit und Unterstützung – in dieser Familie vor allem über Essen und Nahrungsmittel zum Ausdruck kamen. Um jemandem zu sagen: »Ich bin da, ich sehe dich, ich schütze dich, ich unterstütze dich, ich gebe dir Sicherheit und Schutz«, war es notwendig, ihn gleichzeitig mit Essen, und zwar mit viel Essen, zu versorgen. Als Indikator dafür, wie groß die Nähe und emotionale Sicherheit und Vertrautheit waren, galt dabei nicht die Qualität, sondern die Menge des Essens. Bindungssicherheit wurde hier also durch die Menge des dem anderen zugewendeten Essens repräsentiert. Wenn das Bindungssystem aktiviert war, musste es durch Essen beruhigt und auf diese Weise emotionale Sicherheit hergestellt werden.

Dass und wieso Essen zu einer Entspannung und Beruhigung führt, wurde weiter oben schon beschrieben. In Toms Familie waren alle Familienmitglieder ganz ähnlich eingestellt, indem sie sich über das Essen Beruhigung in stressvollen Situationen verschafften. Tom war inzwischen in einem Alter, in dem er niemanden mehr fragte, ob er etwas zu essen bekäme, selbst an den Kühlschrank ging und sich nach seinen Befürfnissen versorgte. Zu Hause standen offensichtlich ohne jegliche Kontrolle reichlich Lebensmittel zur Verfügung. Als ihm diese umfassende »Selbstversorgung« im Kindergarten in diesem Ausmaß nicht möglich war, wurde er wütend, warf sich auf den Boden, konnte sich kaum mehr steuern. Er jammerte in solchen Situationen und fragte nach Essen. Körperkontakt, Ansprache, Getröstetwerden lehnte er von der Erzieherin ab, er bestand vielmehr in solchen Situationen immer wieder darauf, dass er hungrig sei. Als die Erzieherin ihn damit konfrontierte, dass er doch erst vor kurzem eine Zwischenmahlzeit zu sich genommen und ausreichend gegessen habe, konnte er dies nicht annehmen. Er erlebte dies als Verweigerung, war zunehmend verzweifelt und jammerte vor sich hin, dass er Hunger habe.

Tom kam dann in die Kindertherapie und spielte auch hier über viele Stunden Essen, Kochen, Versorgen, Einkaufen, d. h. alles drehte sich in dieser angstmachenden Anfangssituation der Kindertherapie um Essen und Nahrungsaufnahme. Er spielte symbolisch Kochen und Essen und er aß mit Appetit, er vorsorgte auch mich und ließ mich an der Mahlzeit teilnehmen. Über das Essen wurden wir »gute Freunde«, wie Tom selbst sagte. Dadurch, dass ich in der Kinderspieltherapie mitkochte und mitaß, war ich jetzt quasi in seine Familie aufgenommen. Seine Angst zu Beginn der Therapie, als er mich noch nicht kannte, konnte er über die Essensrituale gut überbrücken.

Erst im weiteren Verlauf der Kinderspieltherapie wurde es möglich, auf stressvolle, aufgeregte Gefühle von Tom mit mehr emotionaler Koregulation und Präsenz zu reagieren und ihm nicht gleichzeitig, wie von ihm gewünscht, Essen, verschiedenste Süßigkeiten symbolisch im Spiel anzubieten. In der Kinderspieltherapie wurde nie real gegessen, aber im Spiel war es ausgesprochen präsent, welche Rolle das Essen spielte. In den beratenden Elterngesprächen wurde deutlich, dass auch für die Mutter und den Vater das Essen sehr wichtig war. Während aufregender Situationen wurde ausgiebig gegessen, sei dies beim gemeinsamen Anschauen des Fußballspiels im Fernsehen oder bei Gesprächen, die es allerdings nicht allzu häufig gab. Ohne Essen, so sagte die Mutter, gehe sie »nie aus dem Haus«. Wurde der Stress bei einer Unternehmung groß, konnte sie großzügig alle mit Essen versorgen und, wie sie selbst sagte, »beruhigen«. Es war ein Wunder, dass sie zu unserer ersten Elternberatungsstunde nicht ebenso Essen für uns alle mitgebracht hatte.

Mit der Zeit vermochte Tom über die Kinderspieltherapie zu erfahren, wie seine Gefühle auch ohne Spielen rund um Essen oder Kochen reguliert werden konnten. Wenn er jetzt bei einem Spiel am Gewinnen war, konnte er sich mit mir darüber freuen, aber er musste nicht plötzlich aufstehen, um zu einem Kühlschrank zu laufen, den er sich früher vorgestellt hatte, und sich in seiner Phantasie etwas zu essen zu holen.

In der Testdiagnostik hatte sich gezeigt, dass Tom ein ambivalentes Bindungsmuster hatte, das von widersprüchlichen Signalen der Mutter wie »Komm her, geh weg« geprägt worden war. Die Mutter ihrerseits hatte im Bindungsinterview über traumatische Erfahrungen von Gewalt und Missbrauch berichtet, die schon in ihrer frühesten Kindheit – vor dem Kindergartenalter – bei ihr selbst dazu geführt hatten, dass sie anfing, Gewicht zuzulegen und schließlich übergewichtig geworden war. Bis dato hatte sie zwischen ihren frühen traumatischen Erlebnissen und der Gewichtszunahme überhaupt keinen Zusammenhang hergestellt. Jetzt fiel es ihr zum Teil wie Schuppen von den Augen, sie war selbst davon berührt, wie sehr sie sich durch ihren »dicken Panzer«, wie sie selbst sagte, vor vielen Gefühlen wie Schmerz, Trauer, Wut und auch Ohnmacht und Alleinsein bzw. Alleingelassenwerden geschützt hatte. Sie berichtete jetzt, wie sie jedes Mal in einen emotional hochgradig erregten Zustand kam und Angst hatte, wenn sie unterwegs war, weit weg von ihrem Zuhause und von ihrer Familie, und merkte, dass sie kein Essen bei sich hatte. Sie geriet dann vollkommen außer sich, bekam Panik, konnte sich immer schlechter orientieren und ging dann meistens erst mal in den nächsten Laden, um etwas zu essen zu kaufen. Hatte sie dann in der Bäckerei mehrere Stücke Kuchen verspeist, ging es ihr besser, sie wurde ruhiger und konnte nachdenken, was als Nächstes zu tun war oder in welche Richtung sie gehen musste.

Schließlich war auch der Vater bereit, seine Geschichte zu erzählen. Er war auf dem elterlichen Bauernhof aufgewachsen, musste immer viel arbeiten, niemand habe Zeit für die Kinder gehabt. Seine Kindheitsgeschichte war das Beispiel einer emotional deprivatorischen Entwicklung bei hochgradigen Arbeits- und Leistungsansprüchen, die an ihn als ältesten Sohn auf einem Bauernhof gestellt wurden. Er musste immer funktionieren, tüchtig sein, als Kind teilweise schon bis spät in die Nacht arbeiten. Er habe sich dann immer selbst mit Essen getröstet, Essen sei auf dem Bauernhof reichlich vorhanden gewesen, aber, wie er sagte, »nicht ausreichend Liebe«. Der Vater sei streng gewesen und habe ihn immer wieder abgewertet und beschimpft, wenn etwas nicht so lief, wie der Vater sich das vorgestellt hatte.

Am Ende der Therapie hatten Vater, Mutter und Tom mehr davon verstanden, wie ihre Essgewohnheiten und ihr Übergewicht mit den emotionalen Erfahrungen aus ihrer Kindheit zusammenhingen. Tom entwickelte sich sehr gut und verlor – ohne besonderes Diätprogramm – langsam an Gewicht, ebenso die Mutter. Der Vater dagegen zeigte wenig Motivation, an seinem Essverhalten etwas zu ändern, weil er noch nicht bereit war, sich auf eine eigene Therapie einzulassen. Eine solche erschien ihm – der im sonstigen Arbeitsalltag sehr eingespannt war – als viel zu bedrohlich, er fürchtete, darunter »zusammenzubrechen«.

Für Tom war Essen nicht mehr das »Mittel der Wahl« zur Stressregulation, vielmehr konnte er über seine Gefühle sprechen, sich darüber austauschen und sich Hilfe holen, wenn es ihm schlechtging. Damit war ein wichtiger Schritt getan, die ambulante kinderpsychotherapeutische Behandlung lief zwar noch zwei Jahre weiter, aber nicht mehr mit zwei Stunden Therapie pro Woche wie zu Beginn, sondern nur noch mit einer Stunde pro Woche. Diese beiden Jahre taten Tom noch richtig gut und halfen ihm, sein Gewicht zu stabilisieren. Als Tom dann in die Schule ging, war er zwar noch immer sehr kräftig, sein Gewicht lag aber innerhalb des Normbereichs für sein Alter, wenn auch an der oberen Grenze.

Der emotionale Kontakt zwischen den Eltern und Tom, der auch ein Einzelkind war, hatte sich über die Therapie ebenso verbessert. Der Vater unternahm häufiger einiges mit seinem Sohn, der schließlich ein leidenschaftlicher Fußballspieler wurde. So hatten dann Vater und Sohn einige gemeinsame Zeit an den Wochenenden, wo sie beide am Fußballfeld standen oder der Vater später zusah, wie sein Sohn spielte, was ihn sehr stolz machte und ihm zum ersten Mal einen deutlichen emotionalen Kontakt zu seinem Sohn ermöglichte. Es war schön zu sehen, wie der Vater seinen Sohn lobte, statt die vielen Abwertungen, die er selber erlitten hatte, postwendend an Tom weiterzugeben.

Schlafstörungen

Eine ausreichend lange Schlafdauer sowie genügend Phasen von Tiefschlaf und REM-Traumschlaf sind für eine gesunde Entwicklung sehr wichtig. Schlafstörungen, Schlafentzug, fehlende REM-Traumschlafphasen können zu psychischen Erkrankungen und emotionalen Störungen führen.

Während Eltern noch akzeptieren, dass Säuglinge mehrfach in der Nacht aufwachen, auch weil sie gestillt oder gefüttert werden müssen, erwarten sie spätestens von Kindergartenkindern, dass diese nach einem Abend- und Bettgehritual einschlafen und auch möglichst die ganze Nacht durchschlafen; sie sollen die Eltern nachts in ihrem eigenen Schlaf möglichst nicht mehr stören. Dies ist jedoch in der Regel nicht der Fall. Wir konnten in unserer klinischen Arbeit feststellen, dass die überwiegende Mehrheit der 3- bis 6-Jährigen die meiste Zeit der Nacht offensichtlich in den Betten ihrer Eltern verbringt.

Nun stellt sich die Frage, ob dies ein »pathologischer« Zustand ist oder ob es eher ein Verhalten widerspiegelt, dass in der Evolution sehr sinnvoll war. Normalerweise ist die Nacht genau die Zeit, in der Kinder am meisten Angst haben. Sie sind im Dunkeln, können sich nicht orientieren, fühlen sich »wilden Tieren« hilflos ausgeliefert. Auch wenn sich die meisten Kinder in der Realität heute nicht mehr vor Schlangen, Krokodilen und wilden Tieren fürchten müssen, so tauchen diese doch umso mehr – auch im Kindergartenalter – in ihren Träumen auf. Kinder sind in dieser Zeit in hohem Maße an ihrer Umwelt interessiert und wollen alles aufnehmen und lernen, was sie so erfahren können. Sie lieben es, in den Zoo zu gehen, dort den Löwen, den Elefanten, Krokodilen und Schlangen zuzusehen. Dabei haben sie durchaus auch gewisse Ängste, die sie im Kindergartenalter schon sehr gut in Fragen formulieren können: ob der Löwe z. B. wirklich hinter seinem Gitter bleibt, ob das Krokodil beim Kasperletheater wirklich den Kasperle gefressen hat. Man kann sie dabei beobachten, wie sie versuchen, sich die Welt zu erklären und logische Verbindungen herzustellen. Obwohl sie schon so groß sein wollen, kann man dennoch sehen, wie die Kinder beim Kasperletheater, bei dem es nur um ein »Spiel« geht, sich ängstlich auf Mutters Schoß setzen, den Kopf wegdrehen, sich die Augen zuhalten, wenn das Krokodil sich anschleicht und vorgibt, jetzt den Kasper fressen zu wollen. Für die Kinder ist dies nicht nur ein lustiges Spiel, es ist Realität und es fällt ihnen noch sehr schwer, zwischen Innen- und Außenwelt, zwischen Realität und Phantasie – dem Spiel auf der Bühne – zu unterscheiden.

Von daher ist es auch nicht verwunderlich, dass die Kinder in der Nacht im Traum alle diese vielen Eindrücke und Bilder verarbeiten und versuchen, ihre Angst in irgendeiner Weise zu bewältigen, die mit diesen Bildern und Erfahrungen, die gerade stattgefunden haben, zusammenhängt. Nicht selten wachen sie nachts schreiend im Status des »Nachtschrecks« (Pavor Nocturnus) auf. Wie Kinder dann reagieren, ist oben bereits in Teil 2 im Abschnitt »Gesunde Entwicklung« beschrieben. Die Eltern können in solchen Situationen die Kinder nur gut begleiten, unterstützend dabei sein, beruhigend auf sie einreden und sie trösten, dabeibleiben, sie aufnehmen, sobald die Kinder einen tiefen Atemzug tun und die Augen aufschlagen oder deutlich signalisieren, dass sie jetzt etwas ruhiger werden. Manchmal hilft es, einen Schluck Wasser zum Trinken anzubieten und eine Reorientierung im Raum zu ermöglichen.

Die meisten Kinder sind sehr beruhigt, dass Papa und Mama da sind, fühlen sich dann auch in Sicherheit. Oftmals können sie dann nicht alleine wieder einschlafen, sondern wollen mit zu den Eltern ins Bett, um dann zwischen Papa und Mama zu liegen, weil dies einfach, wie oben beschrieben, der sicherste Platz ist. Allein die Nähe zu den Eltern als sichere Bindungsperson und der Körperkontakt helfen den Kindern in der Regel, in Ruhe wieder einzuschlafen und vielleicht sogar ohne erneutes Aufwachen mit Alpträumen die ganze Nacht hindurch zu schlafen. Manche Kinder verarbeiten das am Tag Erlebte aber so intensiv, dass sie nachts mehrmals nach solchen Alpträumen aufwachen und von den Eltern getröstet werden müssen. Manchmal reicht es auch aus, die Eltern zu sehen und tief durchzuatmen; die Kinder drehen sich dann manchmal auch in ihrem eigenen Bett wieder um und schlafen getrost weiter. Die emotionale Sicherheit durch die Bindungspersonen ist der entscheidende Schutzfaktor; Körperkontakt kann, wenn er denn zugelassen werden kann, die Kinder, die mit Angst und Schrecken nachts aufwachen, in der Regel gut beruhigen.

Gelegentlich wollen die Kinder noch in der Nacht oder am nächsten Tag etwas von dem erzählen, was sie geträumt haben. Oft erkennen die Eltern auch wiederkehrende Träume von Hexen und Geistern oder Krokodilen; all dies sind angstbesetzte Figuren, die von den Kindern erst verarbeitet und in ihrer Vorstellung einen Platz finden müssen. In dieser Zeit haben die Kinder auch einen Hang zu magischen Geschichten, sie können, gerade in der Einschlafphase, nicht gut unterscheiden, was Realität ist und was bereits Traum und Innenwelt ist. Der Vorhang, der sich bewegt, das schimmernde Licht, das quietschende Geräusch der Türscharniere – all dies wird sehr schnell in magische innere Traumwelten eingebaut und bereitet den Kindern dann entsprechend Angst. Für viele Kinder ist es entlastend, wenn sie ein Nachtlicht haben, das sie entweder selbst anmachen können oder das die ganze Nacht hindurch leuchtet. Dies hilft ihnen, sich zu orientieren, nachts selbständig aufzustehen und auch zur Toilette zu gehen oder auch die Eltern im Elternschlafzimmer zu finden, wenn sie die Angst selbst nicht mehr bewältigen und aushalten können.

Manche Kinder haben bereits Angst, wenn sie einschlafen sollen. Das Einschlafen bedeutet immer auch eine Trennung von den Eltern und damit von den sicheren Bindungspersonen. Dass sich Kinder zum Einschlafen von den Eltern trennen müssen, ist weltweit keineswegs üblich. Nur in wenigen Kulturen, so in Europa, aber auch den USA, Kanada und sogenannten westlich orientierten Kulturen, wird von den Kindern erwartet, dass sie im Kindergartenalter nachts in ihrem eigenen Bett, ihrem eigenen Zimmer alleine einschlafen und möglichst die ganze Nacht durchschlafen. In südamerikanischen oder asisatischen Ländern übernachten die Kinder von Anfang an mit den Eltern in einem Zimmer – eben dem *Schlaf*-Zimmer. Diese Art des Schlafens entspricht sicherlich eher dem Arrangement, das unsere Vorfahren aus evolutionsbiologischer Sicht etabliert hatten. Die Übernachtung des Kindes in einem Einzelzimmer in seinem eigenen Bett ist dagegen eine besondere moderne Entwicklung der jüngsten Zeit in westlichen Kulturen (McKenna & McDade 2005).

Für die Trennung zum Einschlafen haben viele Eltern sich Rituale ausgedacht, die dem Kind – über das grundlegende Vertrauen in die Bindungsperson hinaus – Sicherheit geben. Ein abendliches Ritual mit Gute-Nacht-Gebet, Singen, einer kleinen Massage, mit Vorlesen und Ähnlichem wird von den Kindern oft auch eingefordert. Sie brauchen ein bestimmtes Schema – genau so, wie das Kind es gewöhnt ist, muss es ablaufen, weil ihm dies Sicherheit vermittelt. Ein solches Ritual dient dazu, dass das Kind langsam zur Ruhe kommt und sich in einem sicheren Arrangement zu Hause fühlt, um dann mit der bevorstehenden Trennung besser zurechtzukommen, wenn die Bindungsperson »Gute Nacht!« sagt, um sich zu verabschieden und das Zimmer zu verlassen.

Manche Kinder wollen auch im Kindergartenalter manchmal noch die Hand der Mutter oder des Vaters halten, damit sie in Ruhe einschlafen können und dieses emotional gute Gefühl von Vertrauen und Sicherheit spüren. Anderen Kindern reicht es, dass sie ein Nachtlicht haben und wissen oder hören, dass die Eltern in der Nähe und im Haus erreichbar sind. Viele Eltern lassen die Kinderzimmertür etwas offen stehen, damit die Kinder rufen können und wissen, dass die Eltern sie hören. Die Kinder müssen sich manchmal noch zwei-, dreimal vergewissern, dass die Eltern auch wirklich da sind. Sie stehen dann unter verschiedenen Vorwänden nochmals aus ihrem Bett auf, wollen noch etwas trinken, müssen noch mal zur Toilette, wollen ein zweites oder drittes Mal Gute Nacht sagen, bevor sie sich dann wirklich trennen und in den Schlaf fallen lassen können. Andere Kinder bestehen darauf, dass sie im Elternschlafzimmer einschlafen, weil das Bett der Eltern für sie einen Ort der emotionalen Sicherheit darstellt. Manche Eltern tragen ihr Kind dann, wenn sie selbst ins Bett gehen, ins Kinderzimmer und legen es in sein Bett, in der Gewissheit, dass sich das Kind, wenn es nachts aufwacht und Angst hat, melden wird.

Sobald die Kinder im Kindergartenalter sind, können sie nachts alleine aufstehen, wenn sie Angst haben, und die Nähe der Eltern suchen. Ich gehe aufgrund unserer klinischen Erfahrungen davon aus, dass es eher die Regel ist, dass Kindergartenkinder auch in westlichen Kulturen einen großen Teil der Nacht im engen Körperkontakt mit ihren Eltern schlafen, obwohl von ihnen erwartet wird, dass sie eigentlich alleine in ihrem Bett schlafen sollen. Manchen Eltern ist der direkte Kontakt im Bett mit den Kindern zu eng, weil dann ihr eigener Schlaf gestört wird, vor allen Dingen, wenn die Kinder nachts im Elternbett träumen, aufwachen, motorisch sehr unruhig sind und sich viel Raum und Platz erstrampeln, so dass für die Eltern wenig Raum im Elternbett übrigbleibt. Die meisten Kinder akzeptieren aber, wenn sie auf einer Matratze neben dem Elternbett schlafen können – das gibt mehr Sicherheit, als im eigenen Bett im Kinderzimmer zu übernachten. Auf diese Weise hören und riechen die Kinder die Bindungspersonen, können sie ansprechen, können ihre Hand halten, können von ihnen getröstet werden, ohne dass die Eltern aufstehen müssen. Dies ist für viele Eltern eine sehr bequeme und für alle eine schlaffördernde Situation. So ist es oft vermeidbar, das Kind aus dem »Nachtschreck« hochnehmen zu müssen und womöglich erst eine Stunde später wieder in den Schlaf fallen zu können. Jede Nacht aus dem Tiefschlaf aufgeweckt zu werden und somit chronischen Schlafentzug zu erleiden ist psychisch und körperlich für Eltern sehr belastend.

Beispiel: Beratung der Mutter eines Kindes mit vielen Alpträumen

Julia war ein quirliges 4-jähriges Mädchen, das alles, was es in dieser Welt sehen, riechen, schmecken und fühlen konnte, geradezu aufsaugte. Sie war der Liebling der Erzieherinnen, weil sie nicht nur begeisterungsfähig war, sondern sich auch sehr kooperativ verhielt und andere Kinder gut trösten und unterstützen konnte. Sie hatte mit ihren vier Jahren schon eine hohe Empathiefähigkeit, konnte über ihre Gefühle und ihre Gedanken sprechen. Entsprechend konnte sie sich auch bereits gut in die Gefühle, Gedanken und Handlungsabsichten von anderen Kindern, aber auch von Erwachsenen hineinversetzen. Ihr war völlig klar, dass ihre Gefühle, Gedanken und Handlungsabsichten sich von denen anderer Menschen unterschieden. Das machte es so einfach, mit ihr bereits über »Probleme« zu diskutieren, Kompromisse zu finden und sie als kleine kooperative Partnerin bei vielen Aktivitäten im Kindergarten dabeizuhaben.

So war sie denn auch dazu auserkoren, beim Krippenspiel mitzumachen. Sie hatte eine kleine Rolle übernommen, bei der sie als Hirtenkind einiges zu sagen hatte, und war darüber begeistert. Gleichzeitig war sie sehr aufgeregt. Je näher das Weihnachtsfest mit dem Krippenspiel rückte, umso unruhiger schlief Julia. Sie wachte jetzt vier bis fünfmal in der Nacht auf, hatte offenbar Alpträume, weinte, schrie, war nass geschwitzt, konnte kaum mehr einschlafen, wollte von den Eltern mit in ihr Bett genommen werden, klammerte sich an die Mutter und hatte deutlich Stress.

Die Mutter rief mich an und bat um einen Rat, wie sie Julias neues Verhalten mit diesen nächtlichen Alpträumen einschätzen sollte. Die Mutter war in Sorge, dass sich hier etwas Ungutes anbahnen könnte. Wir sprachen über Julias Entwicklung und ihre aktuellen Besorgnisse, ob mit dem Krippenspiel alles gut werden würde. So hatte Julia der Mutter beim Plätzchenbacken erzählt, dass sie sich Sorgen mache, ob die Heilige Familie auch wirklich genug zu essen habe, ob das Jesuskind überleben würde und ob es sich so ganz ohne Kleider in der Krippe nicht erkälten könnte, denn sie hatte von ihrer Mutter gelernt, dass man sich im Winter warm anziehen musste. Ja, sie beschäftigte sich sogar damit, ob Maria denn genug Milch hätte, um das Jesuskind zu stillen, denn sie hatte genau beobachtet, wir ihre Mutter ihre kleine Schwester gestillt hatte und diese dann schon begonnen hatte, Brei zu essen;

die Mutter hatte gesagt, dass die Milch jetzt nicht mehr ausreiche, um die kleine Schwester zu ernähren.

Viele Gedanken und Sorgen plagten sie rund um die Geschichte der Heiligen Familie. Es nutzte wenig, ihr zu sagen, dass dies alles Geschichten seien, die ja nur in dem Krippenspiel nachgespielt würden. Für Julia waren die Vorgänge des Krippenspiels und die beteiligten Figuren völlig real. Zwar war ihr klar, dass hier ein Theaterstück aufgeführt wurde, andererseits war die mit dem Krippenspiel verbundene Geschichte des Jesuskindes und seiner Geburt für sie so real wie die Geburt ihrer kleinen Schwester, die vor einem Jahr zur Welt gekommen war.

In einer anderen Nacht hatte sie Angst, dass sie beim Krippenspiel ihren Einsatz verpassen könnte; falls sie nicht rechtzeitig sagen konnte, dass sie als Hirtenkind den Engel gesehen hatte, der die gute Botschaft gebracht hatte, dann würden die Hirten nie zum Jesuskind kommen und die ganze Geschichte würde einen ganz anderen Verlauf nehmen: Sie wachte auf und schrie, sie habe den Einsatz verpasst, der Engel wäre gekommen und sie sei nicht an ihrem Platz gewesen. An vielen kleinen Äußerungen von Julia wurde deutlich, dass sie sich äußerst intensiv mit dem Krippenspiel befasste.

Vergangenheit, Gegenwart und Zukunft, Raum und Zeit sind für Kinder im Kindergartenalter noch nicht stabil. Sie haben noch kein festes Zeitgefühl, und Geschichten aus der Vergangenheit werden auf der Bühne lebendig und gehen ins Hier und Jetzt über. Dies bedeutet aber auch, dass die Kinder bei der Verarbeitung Hilfestellung brauchen, denn die Verantwortung für die Geburt Jesu Christi im Hier und Jetzt als Hirtenkind zu haben – wie in Julias Fall –, ist natürlich auch enorm aufregend und spannend; dann ist eine gute emotionale Begleitung und Unterstützung durch die Bindungspersonen erforderlich, damit das Kind nicht »vor lauter Unruhe und Alpträumen über die Maßen gestresst wird«, wie Julias Mutter zu bedenken gab.

Im Rahmen der Diagnostik während der ambulanten Untersuchungen zeigte sich, dass Julia ein sicher gebundenes Kind war; sie hatte sowohl zur Mutter als auch zum Vater, vermutlich auch zur Großmutter, eine sichere Bindung. Daher kamen auch ihr gutes sozial-emotionales Verhalten im Kindergarten und ihre hohe Kompetenz in zwischenmenschlichen emotionalen Fragen beim Spiel im Kindergarten, aber auch in den Gesprächen mit ihren Eltern und der Erzieherin. Eine Therapie war bei Julia nicht erforderlich, sondern lediglich eine Beratung der Mutter. Ich erklärte ihr, dass ihre Tochter mit den Erlebnissen im Zusammenhang mit dem Krippenspiel sehr beschäftigt sei, dass es altersadäquat und für Julia völlig normal sei, dass sie die im Spiel geschilderten Ereignisse als sehr real wahrnahm und es ihr sehr schwerfiel, sich vor dem Einschlafen emotional von diesen Inhalten zu distanzieren. In der Nacht, so sagte ich, fände eine intensive Verarbeitung all des Erlebten statt. Es sei auch damit zu rechnen, dass Julia nach dem Besuch einer Aufführung von »Hänsel und Gretel«, der mit der Kindergartengruppe und den Eltern geplant war, weitere Alpträume haben werde. In der Tat träumte Julia nach der Aufführung des Märchens im Theater vermehrt von der Hexe, dem Backofen, den armen Kindern Hänsel und Gretel. Sie war damit beschäftigt, dass diese Kinder verhungerten, weil sie nichts zu essen hatten. Sie fühlte sich im Traum dafür verantwortlich, nach diesen Kinder zu sehen und ihnen Essen zu bringen, wie sie am Morgen der Mutter erzählte. Es wurde sichtbar, wie ihre gute soziale emotionale Kompetenz dafür sorgte, dass sie sich jetzt auch im Traum um diejenigen kümmerte, die litten, denen es schlechtging, die Hilfe brauchten.

Wir verabredeten, dass sich die Mutter morgens beim Frühstück Zeit nehmen sollte, damit Julia noch länger mit ihr zusammen sein konnte, bevor sie in den Kindergarten ging, um ihr all das, was sie in der Nacht geträumt hatte, erzählen und dadurch besser verarbeiten zu können. Julia genoss diese morgendliche Zeit mit der Mutter, saß bei ihr nach dem Aufwachen noch sehr oft auf dem Schoß und begann, mehr von dem zu erzählen, was sie geträumt hatte. Manchmal war es sehr wirr und für die Mutter unverständlich, manchmal wurden Julias Ängste aus ihren Träumen deutlich, die sie jetzt mit der Mutter nochmals anschauen und besprechen konnte. Dann war sie meist sehr entlastet und danach so vergnügt, dass sie der Mutter vom Schoß sprang, weil sie sich anziehen und in den Kindergarten gehen wollte.

Diese Form der elterlicher Unterstützung angesichts der emotional aufwühlenden nächtlichen Träume, Alpträume, Stresserfahrungen war für Julia eine große Hilfe. Ich empfahl der Mutter auch, bei den Proben zum Krippenspiel jeweils eine Zeitlang dabeizubleiben und zuzuschauen, statt Julia, wie bisher, nur zur Probe zu bringen und später wieder abzuholen. Julia könnte sich dann auch während der Probezeiten, die sie sehr anstrengten und deutlich unter Anspannung setzten, an sie wenden, sich dadurch emotional entlasten und auftanken. Julia kam dann auch öfter zur Mutter, setzte sich auf deren Schoß, wollte schnell etwas trinken und der Mutter noch mal den Text ihrer Rolle vorsprechen. Auf diese Weise hatte die Mutter die Aufgabe übernommen, zur »Koregulation« der für Julia gefühlsmäßig stressvollen Situation beizutragen.

Das Krippenspiel verlief sehr gut; Julia wurde ihrer Aufgabe vollkommen gerecht, sie verpasste ihren Einsatz nicht, so dass das Jesuskind geboren werden konnte und auch von den Hirten gefunden wurde. Stolz und glücklich erzählte sie an Weihnachten und den Tagen danach anderen Kindern und Erwachsenen von diesem tollen Krippenspiel. Mit vier Jahren eine solche Rolle zu übernehmen und vollkommen ins Krippenspiel integriert zu sein, ist eine tolle Sache, braucht aber die emotionale Unterstützung von guten Bindungspersonen, die sicher gebundenen Kindern emotionale Begleitung und Sicherheit geben und die aufkommenden Affekte der Aufregung, der Angst, aber auch der Sorge zu versagen gut koregulieren können. Wenn dies gelingt, kann so eine positive emotionale Weiterentwicklung von Kindern »angeschoben« werden. Ohne eine Begleitung durch Erwachsene, die für Schutz und Sicherheit stehen, wird ein solches Krippenspiel zu einer extrem aufregenden Angelegenheit, so dass Kinder vor lauter Stress schon mal mit Schlafstörungen, aber auch mit psychosomatischen Störungen wie Einnässen, mit Essstörungen oder auch Erbrechen reagieren können. Kinder mit unsicheren Arbeitsmodellen von Bindung oder gar einer desorganisierten Bindung werden noch viel heftiger auf den Stress einer solchen Aufgabe reagieren und benötigen entsprechend mehr Begleitung und emotionale Unterstützung durch ihre Bindungspersonen.

Beispiel: Therapie eines Kindes mit Einschlafstörungen und Trennungsängsten

Bisher hatte der 5-jährige Jan ohne größere Probleme alleine in seinem eigenen Bett einschlafen können. Es hatte genügt, wenn seine Mutter ihm abends noch etwas vorgelesen, ihm über den Kopf gestrichen, ihm einen Gute-Nacht-Kuss gegeben und sich dann zur Nacht verabschiedet hatte. Jetzt aber forderte Jan immer häufiger, die Mutter solle länger an seinem Bett sitzen bleiben. Er ließ ihre Hand nicht los, fing an zu weinen, stand dauernd wieder auf, lief in der Wohnung herum, suchte die Mutter, lief dann aber auch wieder weg, wenn sie zu ihm kam, was sie sehr irritierte. Er zeigte ein Verhalten, das die Mutter bisher nicht von ihm gekannt hatte.

Als sie sich deswegen hilfesuchend an mich wandte, wurde durch die Schilderung von Jans Lebensgeschichte und auch der Familiengeschichte sehr schnell klar, dass der Junge beim Einschlafen unter Angst litt; die gesamte familiäre Situation war destabilisiert, nachdem der Vater relativ kurzfristig acht Wochen zuvor ausgezogen war.

Die Mutter berichtete, dass es keine größeren Streitigkeiten gegeben habe, der Vater sei wegen einer neuen Partnerin weggezogen. Sie sei darüber sehr traurig und könne das immer noch nicht recht glauben. Sie hoffe sehr, dass dies nur eine Eskapade sei und er wieder zurückkehren werde. Beide Kinder – Jan und seine kleine eineinhalbjährige Schwester Sophie – seien natürlich sehr irritiert und verunsichert. Die Kinder würden ständig nach dem Vater fragen, den sie in den vergangenen acht Wochen erst einmal bei einem gemeinsamen Treffen am Spielplatz gesehen hätten. Für die Kinder sei dies alles vollkommen unverständlich und sie, die Mutter, frage sich, was sie den Kindern denn nun eigentlich sagen solle, denn sie wolle ihnen auf gar keinen Fall zu sehr Angst und Sorge bereiten. Käme der Vater vielleicht in vier Wochen wieder zurück, sei alles vielleicht nur wie ein böser Alptraum gewesen.

Über den Begriff »böser Alptraum« kamen wir auf Jans Schlaf- und Angststörungen zu sprechen. Ich erklärte der Mutter, Jan habe offensichtlich auch Angst, er könne sie auch noch verlieren. Ohne eine Bindungsperson könne er kaum leben. Es sei daher sehr verständlich, dass er nachts – und vor allen Dingen beim Einschlafen – darauf bestehe, dass sie am Bett sitzen bleiben solle, sie dann manchmal plötzlich wegschicke und rufe: »Geh! Dann geh doch!«, und schließlich wieder das Bett verlasse, um die Mutter zu suchen.

Bei der Bindungsdiagnostik zeigte sich, dass Jan ein bindungsambivalentes Muster entwickelt hatte. Das heißt, er suchte auf der einen Seite Nähe, auf der anderen Seite gab es aber auch vermeidende Anteile, so dass er die Mutter dann wieder aus dem Zimmer schickte. Genau das schilderte die Mutter auch in ihrem Bericht über die Trennung bei der Situation des Einschlafens. Jan jammere, sie solle ihn nicht verlassen – dabei ginge es ja nur um einen Abschied für die Nacht und nicht um ein Verlassenwerden für längere Zeit!

Wenn Jan heulend hinter ihr her rief: »Nein, verlass mich nicht!«, so machte dies der Mutter großen Stress, weil sie sich dann selbst hörte, wie sie weinte und diese Worte ihrem Mann gegenüber ausrief. Jan hatte also vermutlich die Trennungsangst und die Sorge der Mutter, verlassen zu werden, die sich auf ihren Parter bezog, zum Teil übernommen. Sein bindungsambivalentes Muster zwischen Nähesuchen und Nähevermeiden war durch diesen Stress aktiviert worden.

Die Mutter konnte jetzt auch sagen, dass ihr selbst seit dem Weggehen ihres Mannes der nächtliche Abschied und die Trennung von den Kindern schwerer fiel. Sie hatte das Gefühl, dass sie von sich aus länger bei ihren Kindern am Bett sitzen blieb als früher. Dabei habe sie, so berichtete sie, manchmal auch Tränen in den Augen, weil sie die Sorge empfand, sie könne nicht nur ihren Mann, sondern – bei den etwa drohenden gerichtlichen Auseinandersetzungen – vielleicht sogar die Kinder selbst verlieren. Allein die Vorstellung, dass ihre Kinder in einem gewissen zeitlichen Abstand die Wochenenden bei ihrem Noch-Ehemann verbringen könnten, ohne dass sie Kontakt zu ihnen hätte, versetzte sie in eine traurige und sehr angespannte Stimmung.

Vermutlich merkte Jan, wenn die Mutter abends noch bei ihm am Bett saß und ihm über den Kopf strich, dass es auch für sie schwierig war, sich jetzt für die Nacht zu verabschieden, aufzustehen und das Zimmer zu verlassen. Vielleicht spürte er diese Angst und Spannung auch, die Spannung der Mutter vermischte sich mit Jans Anspannung, so dass sein ambivalentes Bindungsmuster noch deutlicher aktiviert wurde, wodurch dann beiden letztendlich eine Trennung zur Nacht sehr schwerfiel.

In der Kinderspieltherapie konnte Jan relativ rasch Vertrauen fassen und das Thema »Bindung und Trennung, Verlassenwerden« in vielen symbolischen Spielvarianten mit therapeutischer Hilfe inszenieren. Sowohl ins Eisenbahnspiel mit Abfahren und Ankommen, ins Versteckspiel als auch ins Spiel von Hänsel und Gretel und Verlassenwerden konnte er symbolisch seine Ängste mit hineinnehmen, diese dem Therapeuten »zeigen« und immer wieder versuchen, Lösungen zu finden, die für Schutz und Sicherheit standen. So versuchte er, Hänsel und Gretel zu spielen, und gab mir dabei die Rolle der Eltern; als die Kinder im Wald waren und sich nicht mehr zurechtfanden, fanden sie schließlich doch die Eltern, und zwar Vater *und* Mutter, und »alles wurde wieder gut«, so Jan. Es zeigte sich auch hier, wie sehr er mit der Trennung der Eltern und der Frage, wie alles weitergehen werde, beschäftigt war.

Parallel dazu fanden einmal pro Woche Elterngespräche mit der Mutter statt. Diese hatten zum Ziel, auch diese in einen beruhigteren emotionalen Zustand zu bringen, damit sie mit ihrem Mann, dem Vater der Kinder, besprechen konnte, wie der Kontakt und die Übergabe an den Wochenenden, an denen die Kinder beim Vater waren, aussehen konnten. Durch die emotionale Sicherheit in der Elternberatung war es der Mutter möglich, ihre eigenen Ängste – auch ihre Erinnerung an die Scheidung der eigenen Eltern und daran, wie es ihr damals als Kind ergangen war – nicht mit der jetzigen Trennungsgeschichte zu vermischen.

In vielen Gesprächen konnte ich mit der Mutter nochmals anschauen, wie sie die damalige Trennung ihrer eigenen Eltern erlebt hatte. Sie selbst hatte damals keine Unterstützung oder Begleitung gehabt, war der depressiven Stimmung und den Ängsten ihrer eigenen Mutter sehr ausgeliefert gewesen. Sie hatte dann eine Strategie entwickelt, die Mutter zu trösten, damit es dieser zumindest besser ging, sie selbst aber war dabei mit ihren Ängsten und Sorgen völlig alleine geblieben. Dasselbe Schicksal wollte sie ihren Kindern ersparen, und sie war jetzt sehr froh, dass Jan in der Therapie auch über seine Angst, den Papa oder die Mama zu verlieren, zu sprechen begann.

Der Vater hatte sich zunächst geweigert, zu den Besprechungen zu kommen. Es gelang mir jedoch schließlich, zwei Einzelgespräche mit ihm durchzuführen. Dabei konnte ich ihn dazu bewegen, doch einmal im Monat zu einem Elterngespräch zu kommen und parallel dazu mit seiner Ex-Partnerin und Mutter seiner Kinder eine Mediation zu beginnen. Ich konnte beiden Eltern deutlich machen, wie wichtig es war, dass sie zum Wohl einer gesunden Entwicklung ihrer Kinder eine gute Kooperation erreichten; dies war aber nur möglich, wenn auf der Paarebene die Wut, Enttäuschung, die Kränkungen und Verletzungen besprochen und verarbeitet werden konnten.

Auf diese Weise führten Jans nächtliche Trennungsängste und Einschlafstörungen letztlich dazu, dass eine gute Kooperation zwischen den Eltern aufgebaut werden konnte. Die Kinder konnten dadurch beide Eltern wieder mehr als emotionale Unterstützung und sichere Basis nutzen, auch wenn Vater und Mutter als Paar getrennt lebten.

Die Trennung der Elternebene von der Paarebene ist hier für die weitere Entwicklung von großer Bedeutung, denn regelmäßig kommt es sonst zu Verschiebungen von negativen Gefühlen, die auf der Paarebene wirksam sind, auf die Elternebene, wo sie gar nicht hingehören, aber den psychischen Zustand der Kinder stark beeinflussen können.

Spielstörungen

Scheinbar wie von selbst haben die Kinder im Laufe der ersten Lebensjahre die Fähigkeit entwickelt, zu spielen, ihre Umwelt kreativ zu erkunden und ihrer unendlichen Neugier zu folgen, um auf diese Weise die Welt in Besitz zu nehmen. Dabei ist es gar nicht so selbstverständlich, dass Kinder ihrem Bedürfnis nach Exploration folgen, obwohl dieses ein motivationales Grundbedürfnis ist, das zum Überleben notwendig ist. Es gibt den gleichen Drang, dieses Bedürfnis zu befriedigen, wie bei Essen, Trinken, Schlafen und auch Bindung. Das Bindungsbedürfnis und die Bindungssicherheit sind sehr eng mit dem Bedürfnis gekoppelt, die Welt zu erkunden. Nur wenn sich die Kinder einigermaßen sicher fühlen, können sie auf ihre Neugier zurückgreifen und die Welt erkunden, zunächst in der Nähe, später in immer größeren Kreisen von ihrer Bindungsperson entfernt.

Wenn die Kinder im Kindergartenalter sind, gehen die meisten Eltern davon aus, dass sie motiviert und interessiert sind, sich auf das neue Feld der Erkundung mit Kindergarten, neuen Kindern, Spielsachen und damit vielen potentiellen neuen Erfahrungen einzulassen. Dies gelingt leichter, wenn die Kinder emotional bindungssicher sind. Sind sie eher bindungsvermeidend, so zeigen sie zwar keine große Scheu, in den Kindergarten hineinzulaufen und sich dort umzuschauen; ihr Spiel, ihre Exploration, ihre Möglichkeiten, sich auf andere einzulassen oder gar in der Gruppe gemeinsam zu spielen, sind aber deutlich eingeschränkt. Die Kinder verhalten sich dann eher als Einzelgänger, ziehen sich aus Gruppen zurück, spielen für sich alleine und tun sich extrem schwer, in Kleingruppen oder mit anderen etwas gemeinsam zu arrangieren oder zu spielen. Nur kurzfristig kooperieren sie mit anderen Kindern, ziehen sich dann aber eher wieder zurück.

Haben die Kinder ein bindungsambivalentes Muster, so wollen sie einerseits sehr schnell mit einer Freundin oder einem Freund immer wieder zusammenspielen. Weil sie vor so vielen anderen neuen Gesichtern Angst haben, binden sie sich erst einmal an eine Person, klammern sich oft auch an eine bestimmte Erzieherin und wollen von anderen Erzieherinnen nicht getröstet oder auf den Arm genommen werden. Gleichzeitig haben bindungsambivalente Kinder andererseits aber auch einen bindungsvermeidenden Anteil, so dass sie sich von anderen Kindern auch wieder zurückziehen, sich abgrenzen, dabei gleichzeitig jammern, dass niemand mit ihnen spielen wolle. Sie verhalten sich ihrer Lieblingserzieherin gegenüber so, dass sie auf der einen Seite gerne von ihr auf den Arm genommen werden wollen oder ständig Kontakt suchen, sich manchmal aber weigern, sich von ihr z. B. trösten zu lassen, nachdem sie hingefallen sind. Der ihnen angebotene Trost bei Verletzungen, z. B. nach einem Sturz, wird von ihnen dann einerseits gewünscht und gleichzeitig aber auch abgewehrt.

Im Kindergartenalter ist die Realisierung der Spiel- und Explorationsfähigkeit also nicht selbstverständlich; diese Fähigkeit ist eine wunderbare Ressource für kleine Forscher und Wissenschaftler, die die Welt entdecken, experimentieren, dies einerseits alleine tun, andererseits aber auch mit anderen Kindern besonders gerne im gemeinsamen Spiel zusammen sind. Wenn Kinder bindungssicher sind, lieben sie es, wenn ihre Bindungsperson in der Nähe ist, zu zweit, zu dritt oder auch in Gruppen durch den Wald zu stromern und die Welt zu erkunden, anderen etwas mitzuteilen, was sie entdeckt haben; sie entwickeln kreative Ideen, wie sie gemeinsam etwas bauen und gestalten können. Hier ist es wunderbar, im Kindergarten zu sehen, wie sich das Bindungssystem als die entscheidende Grundlage für das Explorationssystem darstellt. Kinder, die bindungssicher sind, spielen kreativ, ausdauernd, können die Welt erkunden und dies mit anderen gemeinsam tun und daraus neue Spielideen und Skripte entwickeln. Sind Kinder verängstigt, weil sie eine unsichere Bindung haben, sind sie gar traumatisiert, so ist es für sie sehr schwierig, sich auf gemeinsame Spielinhalte mit andern Kindern einzulassen. Die Kinder erleben dann häufig, dass sie von anderen nicht verstanden werden, ihre »Theory of Mind« über die Gefühle, Bedürfnisse und Gedanken sowie Handlungsabsichten von anderen ist meistens noch nicht so gut entwickelt. Sie können sich daher nicht in die Innenwelten anderer hineinversetzen. Kompromissbereitschaft, Verhandlungen zwischen Spielinteressen und auch die Klärung von Motivation und Absichten, wie denn nun das gemeinsame Spiel aussehen soll, gelingt ihnen meist nicht. Sie sind auf diesem Gebiet sehr rigide, wenig flexibel, erwarten, dass ein anderes Kind genauso spielt und mitspielt, wie sie sich selbst das vorgestellt haben. Erwartungsgemäß führt dieses Verhalten in der Regel zu heftigen Konflikten, bis hin zu aggressiven körperlichen Auseinandersetzungen, weil die Fähigkeit zur Stressregulation bei diesen Kindern sehr gering ist.

Beispiel: Ein Kind mit einer Spielstörung und drohender Mediensucht

Tobias war mit seinen fünf Jahren im Kindergarten den Erzieherinnen und den anderen Kindern als »Draufgänger«, »wilder Kerl« oder »Raufbold« gut bekannt. Wann immer andere Kinder kreativ miteinander spielten, konnte es sein, dass Tobias dazwischensprang, vieles kaputtmachte, die anderen Kinder provozierte. Es verging eigentlich kein Tag, an dem er nicht große Schwierigkeiten und Auseinandersetzungen mit anderen Kindern hatte, bis hin zu »Schlägereien«. Er galt als aggressiv, oppositionell, schlecht in der

Gruppe zu führen. Er wurde oft von anderen ausgegrenzt und ausgeschlossen. Lediglich im Eins-zu-eins-Kontakt mit der Erzieherin konnte er eine gewisse Zeit sitzen bleiben und sich auf ein Spiel konzentrieren.

Die Erzieherinnen hatten den Eltern schon mehrfach gesagt, dass sie glaubten, Tobias habe eine ADHS, also eine Aufmerksamkeitsdefizit-/Hyperaktivitätsstörung. Er springe ständig auf, könne sich nicht konzentrieren, laufe ständig wild in der Gruppe umher, ohne aber ein festes Ziel oder einen Plan zu haben. Destruktivität und Aggressivität seien mit Aufmerksamkeitsstörungen und Hyperaktivität gemischt. Solche Verhaltensweisen finden wir, wie vorne beschrieben, vielfach bei desorganisiert gebundenen Kindern, die dann später die Diagnose »ADHS« oder auch »Störungen des Sozialverhaltens« erhalten. Um das Vorliegen einer ADHS-Symptomatik abzuklären, wurde Tobias von seinen Eltern bei mir vorgestellt.

Die Schilderungen der Eltern wurden durch die Aussagen der Erzieherin ergänzt, die ihnen einen schriftlichen Bericht über Tobias' Verhalten mitgegeben hatte. Auch zu Hause hatte Tobias große Schwierigkeiten, konstruktiv zu spielen. Er störte öfter das Spiel seiner kleineren Geschwister bzw. zerstörte, was sie aufgebaut hatten; er hatte noch eine 3-jährige Schwester und einen 2-jährigen Bruder. Während die Schwester und der Bruder einigermaßen konstruktiv zusammen spielen konnten, fühlte sich Tobias oft als Außenseiter; er wurde häufig als »der Große« von den Eltern für die Streitigkeiten verantwortlich gemacht. Es gab ständig Auseinandersetzungen mit ihm. Kritik, Zurechtweisung oder auch ein »Timeout« – Tobias wurde dann von seinen Eltern in sein Zimmer geschickt, wo er erst einmal bleiben musste – führten meistens zu einem großen Wutanfall: Er warf sich brüllend auf den Boden, Gegenstände flogen durch den Raum, dabei kam es vor, dass er sich manchmal auch selbst verletzte, wenn er in seiner Wut seinen Kopf auf den Boden schlug.

Für die Eltern war es extrem schwierig, diese Wutanfälle und aggressiven Ausbrüche, seine »Ausflipper«, wie sie es nannten, zu begleiten. Nach einem solchen »Ausflippanfall« war er meist »besser zu ertragen«, wie die Mutter sagte. Es war so, als hätte er seine Energie oder »sein Pulver verschossen« und wäre für eine kurze Zeit in einem ruhigeren Zustand. Die Mutter schilderte ihn als einen Vulkan, in dem der Druck nach einiger Zeit immer wieder anstieg, so dass er wieder »Lava und Feuer spuckte«.

Wenn Tobias zu Hause war, spielte er am liebsten Computerspiele, mit denen er sich stundenlang beschäftigen konnte; dazu gehörten bereits sogenannte »Ballerspiele« für ältere Kinder, die er sich von einem älteren Cousin »besorgt« hatte. Wenn er nicht mit dem Computer spielte, schaute er Fernsehen, erpresste seine Mutter auch öfter damit, indem er drohte, einen »Ausflipper« zu bekommen, wenn er die eine oder andere Sendung nicht sehen konnte. Um Ruhe in der Familie zu haben und auch aus Hilflosigkeit hatten die Eltern ihrem 5-jährigen Sohn inzwischen einen Fernseher in sein Zimmer gestellt, ohne dabei zu kontrollieren, welche Sendungen er anschaute; er sah auch während der Nacht fern, wie er später in der Therapie berichtete. Manchmal wachte er nach dem Einschlafen noch mal auf und schaltete dann den Fernseher ein, um sich Krimiserien anzuschauen. Dass er am nächsten Morgen noch weniger ausgeschlafen, weniger stresstolerant und aggressiver war, versteht sich von selbst.

Tobias rannte bei seiner ersten Spieltherapiestunde ins Spielzimmer hinein und riss dabei gleich etwas vom Regal herunter. Er war hochgradig angespannt, konnte das Spielzimmer nicht in Ruhe erkunden, um es konstruktiv zum Spielen zu nutzen. Er rannte von einer Ecke zur anderen, nahm mal dieses, mal jenes Spielzeug in die Hand; kaum hatte er begonnen, mit der Armbrust zu schießen, warf er diese in die Ecke, stürzte sich auf die Bälle, um dann an der Tafel wilde Skizzen zu malen. Es war sehr schnell klar, dass dieses Kind von großem inneren Stress getrieben war. Tobias hatte keinen emotionalen Halt, keine emotionale Sicherheit. In der Bindungsdiagnostik zeigte sich ein desorganisertes Muster (vgl. dazu den Abschnitt »Spezielle Grundlagen der Bindungspsychotherapie für Eltern mit Kindern im Kindergartenalter« in Teil 1 dieses Buches), zudem auch ein oppositionelles Verhalten, was auch zur desorganisierten Klassifikation passt (Cassidy & Marvin 1992). Ganz im Gegensatz zu diesem sehr oppositionellen, aggressiven, hyperaktiven Verhalten konnte Tobias manchmal aber auch in einen tranceartigen Zustand verfallen, als wäre plötzlich alle Energie aus ihm gewichen. Er saß dann auf dem Boden, starrte vor sich hin und man wusste gar nicht, ob er jetzt träumte, eingeschlafen war oder spielen wollte. Natürlich war die Mutter erfreut, wenn er in solche tranceartigen, ruhigeren Zustände geriet, weil er dann nicht so provozierte und sie ihn besser »aushalten« konnte.

In der Spieltherapie brauchte es sehr viel Struktur, klare Rahmenbedingungen und einen sehr feinfühligen, emotionalen Eins-zu-eins-Kontakt durch den Therapeuten, um die heftigen Stressreaktionen von Tobias gut zu begleiten und ihm zu helfen, langsam zu einem konstruktiveren, bezogeneren Spiel zu finden. Während wir dies in der Spieltherapie immer besser realisieren konnten, war dies aber in der Gruppensituation im Kindergarten noch gar nicht möglich. Erst Gespräche mit der Erzieherin, dass man auch im Kindergarten Tobias häufiger im Eins-zu-eins-Kontakt begleiten möge, verhalfen dort zu positiven Erlebnissen, so dass die Erzieherinnen Tobias langsam ins Zweier- oder auch Dreierspiel mit anderen Kindern integrieren konnten.

In den Elterngesprächen berichtete die Mutter, dass sie ein Jahr vor Tobias' Geburt ein totes Baby zur Welt gebracht hatte. Sie war deswegen oft überängstlich gewesen, hatte zudem mit Tobias, der, wie sie sagte, als »Schreikind« zur Welt kam, großen Stress gehabt und hatte ihn oft nicht gut in seinen Schreianfällen begleiten können. Unter Tränen schilderte sie, dass sie manchmal so verzweifelt gewesen sei, sich überfordert und alleine gefühlt habe, dass sie den schreienden Tobias einfach im Kinderwagen ins Kinderzimmer gestellt, die Tür geschlossen und sich dann auf den Balkon gesetzt habe, wo sie über Kopfhörer laute Musik hörte, um das schreiende Baby nicht mehr zu hören. Irgendwann sei er dann von alleine eingeschlafen. Sie habe das Gefühl gehabt, dass sie ihr Kind gar nicht verstehe, nicht wisse, warum es weine, was ihm fehle – das habe ihr großen Stress bereitet.

Es leuchtet ein, dass diese Probleme in der frühen Kindheit auch die Bindungsentwicklung zwischen der Mutter und Tobias beeinflusst hatten. Wir konnten mit ihr gut das Problem der desorganisierten Bindungsentwicklung bei unverarbeiteten traumatischen Erfahrungen der Eltern besprechen. Die Mutter konnte sich dann auch besser mit sich selbst und der unverarbeiteten traumatischen Erfahrung der Fehlgeburt befassen. Sie machte eine Einzeltherapie, bei der es schon nach wenigen Stunden zu einer großen Entlastung kam. Die Mutter konnte danach zum ersten Mal mehr Nähe zu Tobias zulassen und besser konstruktiv mit ihm spielen. Sie suchte auch häufiger den Eins-zu-eins-Kontakt mit ihm und erlebte so neue emotionale Erfahrungen sowie Spaß und Freude beim Spielen.

Die Erzieherin im Kindergarten berichtete zur gleichen Zeit, dass Tobias nun häufiger mit zwei, drei Kindern konstruktiv spielen könne. Er suche jeden Morgen gezielt zu diesen Kindern Kontakt, um mit ihnen Pläne zu machen, was sie den Tag über gemeinsam tun und spielen könnten.

Am Ende seiner Spieltherapie über zwei Jahre hatte Tobias so weit emotionale Stabilität und Sicherheit erlangt, dass in der testdiagnostischen Untersuchung eine deutlich sichere Bindungsentwicklung zu seiner Mutter zu erkennen war. Er konnte inzwischen viel empathischer auf andere Kinder eingehen, seine Mentalisierungsfähigkeit – das Wissen von den Gedanken und Gefühlen anderer Kinder – war deutlich gereifter.

Angesichts dieser Entwicklung wurde es nun auch möglich, dass er eingeschult wurde. Es bestanden zwar immer noch Schwierigkeiten, sich zu konzentrieren, besonders wenn Tobias unter Stress geriet. Da ihn aber die Mutter jetzt besser in solchen Situationen begleiten und unterstützen konnte, fand er schneller wieder in ein Gleichgewicht zurück und konnte sich dann auch auf Herausforderungen – z. B. die Hausaufgaben – einlassen und sie ohne Rumrennen und Aufspringen bewältigen. Den Fernseher sowie den Computer hatten die Eltern »schweren Herzens«, wie sie sagten, inzwischen wieder aus dem Zimmer von Tobias entfernt. Sehr zu ihrer Verwunderung war es hierbei bei ihm zu keinem »Ausflipper« gekommen. Die anfangs drohende Entwicklung einer Mediensucht von Tobias war jetzt kein Thema mehr.

Dieses Beispiel zeigt einmal mehr, wie eine Traumatisierung der Mutter, hier eine unverarbeitete Totgeburt, die Bindungsentwicklung zum nachfolgenden Kind – Tobias – beeinträchtigen kann. Tobias' Mutter hatte manchmal ängstlich, manchmal aber auch vollkommen erschöpft und gestresst mit Zurückweisung und emotionalem sowie auch pflegerischem Rückzug auf das schreiende Baby reagiert. Auch die Schreistörung von Tobias kann durchaus im Rahmen von hoher emotionaler Stressbelastung der Mutter und unverarbeiteter Traumatisierung gesehen werden. Durch ihre Therapie hatte die Mutter die Chance erhalten, die eigene Traumatisierung zu verarbeiten und auch zu ihrem Sohn Tobias eine sichere emotionale Beziehung zu entwickeln. Dies hatte unmittelbar positive Auswirkungen auf seine Spiel- und Gruppenfähigkeit im Kindergarten, so dass dann auch eher eine gute Entwicklung in der Schule prognostiziert werden konnte.

Bindungsstörungen

Wenn Kinder schon ab dem Säuglingsalter sehr häufig und über einen langen Zeitraum körperlicher und emotionaler Vernachlässigung ausgesetzt waren, vielleicht auch körperliche, sexuelle, emotionale sowie verbale Gewalt erlebt haben und Zeuge von Gewalt zwischen den Bindungspersonen waren, ständig wechselnde Bezugspersonen hatten, womöglich die Schwangerschaft durch sehr viel Stress der Mutter gekennzeichnet war, entwickeln sie sehr häufig eine der verschiedenen Formen der Bindungsstörung. Manche Kinder, die z. B.

unter Vernachlässigung aufwachsen, haben wegen der vielen verschiedenen Bindungs- und Bezugspersonen, denen sie begegnet sind, die Strategie entwickeln können, dass sie sich wahllos an jede Person wenden, die ihnen gerade zur Verfügung steht, diese ansprechen, Körperkontakt suchen, sich festklammern und um Hilfe oder Unterstützung bitten. Sie haben quasi einen Überlebensstatus entwickelt, als wollten sie sagen: Besser ich nehme zum Überleben jeden Beliebigen, der vorbeikommt, damit ich Hilfe und Unterstützung bekomme, ich kann es mir nicht leisten, wählerisch zu sein, eine spezifische Bindungsperson lohnt sich sowieso nicht, da die Personen sowieso so oft wechseln, da ist es für das Überleben viel günstiger, ich nehme wahllos denjenigen oder diejenige, die ich zur Hilfe und Unterstützung bekommen kann. Diese Kinder sind nach außen ausgesprochen distanzlos, nehmen mit jedem Körperkontakt auf, setzen sich fremden Personen auf den Schoß, schmusen mit ihnen, sprechen sie mit Mama und Papa an, würden auch mit fremden Personen einfach mit nach Hause gehen. Wir bezeichnen diese Form der Bindungsstörung auch als »indifferente« oder »promiskuitive Bindungsstörung«.

Bei einem anderen Muster, der »Bindungsstörung mit Hemmung des Bindungsverhaltens« haben Kinder sehr viel Angst vor fremden Personen, aber ebenso vor ihren Bindungspersonen. Sie ziehen sich zurück, sind sehr gehemmt, können sich selbst dann, wenn sie in großer Not und Angst sind, nicht an vertraute Bindungspersonen wenden. Sie fürchten, dass ihre Versuche, bei Angst Unterstützung zu bekommen, mit abrupter oder aggressiver Zurückweisung beantwortet werden. Dies entspricht den Erfahrungen, die sie in den frühen Lebensjahren gemacht haben und die sie dann auf weitere Bezugspersonen – wie Pflege- und Adoptiveltern, Erzieherinnen, Lehrpersonen – übertragen.

Andere Kinder fallen im Kindergartenalter durch aggressives Interaktionsverhalten auf. Wann immer sie Angst haben, laufen sie zu anderen Personen, Erwachsenen wie Kindern, und verhalten sich körperlich oder verbal aggressiv, treten, beißen, schlagen, spucken, attackieren andere Pesonen scheinbar wahllos direkt, was von allen anderen natürlich als feindseliges, verletzendes Verhalten verstanden wird. Die große Angst, die hinter dem aggressiven Verhalten steht, wird verständlicherweise oft nicht erkannt, so dass diese Kinder in einen Teufelskreis geraten: Angst führt zu aggressivem Verhalten, daraus ergeben sich Zurückweisung, noch mehr Angst, noch mehr aggressives Verhalten, und schließlich erfolgt ein Ausschluss aus der Gruppe oder der Gemeinschaft. Auf jeden Fall bleibt ihr Bindungssystem auf diese Weise sehr stark aktiviert; entweder sie toben dann, wenn sie z. B. in ein Time-out-Zimmer geschickt werden und dadurch ausgeschlossen werden. Oder sie gehen in den emotionalen Rückzug der Dissoziation über. Dies kann so aussehen, dass sie in einem motorisch noch sehr angespannten oder in einem motorisch schon erschlafften Zustand – beide Formen sind möglich – »aus dem Kontakt gehen« und »abschalten«. Sie reagieren dann nicht mehr, wenn sie angesprochen werden, und schauen quasi »durch einen hindurch«. Wird dieses dissoziative Verhalten der Kinder – mit dem geschilderten dissoziativen Notfallprogramm von emotionalem »Abschalten« und Aus-der-Beziehung-Gehen – als Ignorieren der Person gedeutet, also als Provokation interpretiert, kann es zu einer Eskalation kommen, weil die Bezugspersonen hierauf ihrerseits manchmal mit verbaler Konfrontation des Kindes bis hin zur Gewalt reagieren.

Andere Kinder werden sehr früh in Stresssituationen mit immer der gleichen Methodik von ihren Eltern »beruhigt«. Das kann z. B. das Essen sein wie im Beispiel von Tom im Abschnitt zu Essstörungen. Die Kinder lernen dann sehr früh ein Suchtverhalten.

Auch den Typus der Bindungsstörung mit Rollenumkehr kann man bereits im Kindergartenalter beobachten. Kinder im Alter zwischen 3 und 6 Jahren fangen bereits an, sich um ihre psychisch kranken Eltern, depressiven Mütter, alkoholkranken Väter zu kümmern, indem sie diese trösten, versorgen, sich versuchsweise lieb und brav verhalten, um ihren Eltern keinen Kummer oder keine Sorgen zu bereiten, indem sie den Clown spielen bzw. die Eltern mit witzigem und lustigem Verhalten aufheitern, weil es für sie kaum erträglich ist, den ganzen Tag mit einer depressiven Bezugsperson zu verbringen.

Haben sie erst einmal bemerkt, dass ihr Verhalten dazu geführt hat, dass die Mutter, der Vater – oder die Erzieherin – tatsächlich mal wieder lacht, führt dies zu einer indirekten Verstärkung des Verhaltens und sie steigern sich schließlich immer mehr in dieses Verhalten hinein bzw. perfektionieren es.

Solche Kinder haben sehr früh gelernt, bei sich soziale Kompetenzen zu entwickeln, die sie brauchen, um zu überleben. Es ist für sie notwendig, ihre Eltern zu versorgen – auch mit Essen, eventuell sogar mit Zigaretten und Alkohol –, sie zu schützen, zu trösten: Sie haben ja nur diese Eltern – diese Mutter, diesen Vater –, die zwar für sie keinen Schutz und keine Sicherheit im Bindungssinne darstellen, aber dennoch für sie das Überleben sichern. Dies ist natürlich keine gesunde Entwicklung, vielmehr werden sie schon sehr früh zu »Sozialarbeitern in der Familie«. Sie zeigen dieses Verhalten auch in der Kindergartengruppe. Oftmals gelten sie als die sozial Kompetenten, die sich um alle kümmern, alle versorgen, den Erzieherinnen helfen; es wird bei genauerem Hinsehen aber deutlich, dass sie sich selbst kaum Hilfe und Unterstützung holen, wenn es ihnen schlechtgeht, sie selbst verletzt sind, Angst haben. Dies ist ein deutliches Unterscheidungskriterium zwischen diesen Kindern und anderen, die aufgrund einer sicheren Bindung an ihre Eltern tatsächlich hohe soziale Kompetenzen entwickelt haben (vgl. das Beispiel von Julia im Abschnitt zu Schlafstörungen). Diese Kinder können sich ohne Umschweife Hilfe holen, wenn es ihnen selbst schlechtgeht und ihr Bindungssystem aktiviert ist. Kinder mit Bindungsstörungen und Rollenumkehr dagegen ziehen sich eher zurück, wenn sie in Not und Gefahr sind, oder verstärken sogar ihre Versorgerrolle; sie wehren ihre eigenen Wünsche und Bedürfnisse bezüglich Schutz und Sicherheit dadurch ab, dass sie sich noch mehr um andere kümmern (Brisch 2015, 2012 c).

Beispiel: Therapie eines adoptierten Kindergartenkindes mit promiskuitiver (indifferenter) Bindungsstörung

Das folgende Beispiel schildert eine Möglichkeit der Entwicklung einer Bindungsstörung, wie sie gerade bei Adoptiv- und Pflegekindern häufig anzutreffen ist.

Paulina war ein fünf Jahre altes Mädchen, das von seinen Eltern im Alter von zwei Jahren über eine internationale Adoptionsvermittlungsstelle aus einem afrikanischen Land adoptiert worden war. Sie hatte dort die ersten zwei Lebensjahre als Waisenkind in einem Kinderheim verbracht. Als die Eltern die dortigen Bedingungen kennenlernten, waren sie entsetzt und konnten zunächst kaum glauben, dass Kinder unter diesen schrecklichen Entwicklungsbedingungen aufwuchsen. Auch Paulina war eins dieser Kinder, das selbst im Alter von zwei Jahren die meiste Zeit des Tages auf ihrem Rücken in ihrem Bettchen lag, an die Decke starrte, in ihrem Bett hin- und herschaukelte, gelegentlich an den Gitterstäben leckte, die Hände wie Fächer vor den Augen bewegte, um sich dadurch zu stimulieren. Sie zeigte das typische Verhalten, das von René Spitz als »Hospitalismus« beschrieben wurde (Spitz 1945, 1946). Sobald aber irgendjemand an ihr Bettchen trat, streckte sie die Arme aus und wollte aufgenommen werden. Sie war für ihr Alter viel zu klein, hatte kaum Fettgewebe; es war nicht klar, ob sie durch zu wenig Essen oder als Folge der Deprivation so mager und schmächtig war. Erst später erfuhren die Eltern, dass Kinder, die unter emotionaler Deprivation aufwachsen, trotz ausreichender Ernährung kleinwüchsig sind und schlecht an Gewicht zulegen, weil das Wachstumshormon nicht ausreichend gebildet wird, wenn sie emotional nicht versorgt werden (Johnson & IAP 2006, Uvnäs-Moberg 2015, Brinich 1987).

Zwei Pflegerinnen – es war gar nicht klar, welche Ausbildung diese hatten – versorgten insgesamt circa 50 Kinder. Sie waren bei dieser großen Anzahl von Kindern ständig mit Waschen, Baden, Umziehen und Füttern beschäftigt. Da alle diese Kinder weit in ihrer Entwicklung zurück waren, mussten sehr viele Kinder gefüttert werden. »Füttern« – das bedeutete in diesem Fall, dass den Kindern Fläschchen in die Bettchen gelegt wurden und die Kinder ihre Flasche dann selbst nahmen und gierig daraus tranken. Wahrscheinlich, so berichteten die Eltern später, waren die Nahrungsmengen, die den Kindern dreimal am Tag angeboten wurden, auch nicht ausreichend, um ein normales Wachstum sicherzustellen.

Es gelang den Eltern über tägliche längere Besuche ihres potentiellen Adoptivkinds – sie hatten sich für drei Wochen in der fremden Stadt eingemietet –, vorsichtig einen ersten Kontakt zu Paulina herzustellen. Sie hatten den Eindruck, dass das Mädchen, das ihre Sprache nicht verstand, sie doch schon erkannte und zunehmend freudiger, erstaunter, manchmal auch ängstlich begrüßte, dass jedenfalls ihr Kommen und Gehen nach einiger Zeit nicht mehr ohne Reaktion blieb. Sie kamen mehrfach am Tag, fingen an, mit ihrem potentiellen Adoptivkind zu spielen. Schließlich hatten sie die kleine Paulina so sehr ins Herz geschlossen, dass es für sie nicht mehr zur Debatte stand, ohne Paulina nach Hause, d. h. nach Deutschland, zurückzureisen. Als schließlich alle Formalitäten erledigt waren und sie mit Paulina im Flugzeug saßen, konnten sie ihr Glück kaum fassen. So sehr hatten sie sich ein Kind gewünscht, und jetzt waren sie mit *ihrer* Paulina auf dem Weg nach Hause.

Zu Hause angekommen hatte sich Paulina in den ersten Stunden sehr in sich zurückgezogen, ängstlich verhalten, fing dann an zu weinen und war oft über Stunden kaum zu trösten. Teils wimmerte sie, dann schrie sie laut oder in Panik, dann wimmerte sie wieder leise – so zeigten sich ihre emotionale Erregung und ihr Stress. Die Eltern machten ihr alle möglichen Angebote – wie essen, schaukeln, beruhigen, singen, Körperkontakt –, um Paulina in einen ruhigeren Zustand zu bringen. Schließlich, nach einer bis zwei Stunden, stellte die Mutter fest, dass Paulina sich beruhigte, wenn sie sie fest an ihren Körper drückte und auf dem Arm im leichten Wiegeschritt durch die Wohnung trug. Sobald sie sich hinsetzte und auch nur versuchte, das Mädchen hinzulegen, fing Paulina wieder an zu schreien. Die Mutter löste sich dann mit ihrem Mann ab, nacheinander übernahmen sie jeweils »eine Schicht«.

Das beruhigende Herumtragen des Kindes im Wiegeschritt, wobei sie eine Melodie vor sich hinsummten und Paulina über den Rücken streichelten, kam den beiden wie die Fürsorge für ein Neugeborenes nach einer Schwangerschaft vor. Auch wenn sie erschöpft waren – Gott sei Dank hatten sie noch Urlaub, um sich auf dieses »Behandlung« einlassen zu können –, stellten sie fest, dass sich Paulina Tag für Tag schneller beruhigte, mehr ihre Nähe suchte und diese sichtlich zu genießen begann. Dies berührte sie sehr, weil sie das Gefühl hatten, dass der intensive Aufbau der Beziehung zwischen Paulina und ihnen jetzt zu ihrer eigenen Elternschaft führte.

Nach vier Wochen hatten sie deutlich den Eindruck, dass Paulina intensiv auf ihr Kommen und Gehen reagierte, sie geradezu observierte, wo sie sich im Raum bewegten, und manchmal zu wimmern begann, wenn sie beide gleichzeitig den Raum verließen. Nur wenn sie einen von beiden sehen konnte, schien sie beruhigt zu sein. So anstrengend dies auch war, so beglückend war es zugleich für die beiden Adoptiveltern, weil sie deutlich spürten, dass sich eine spezifische emotionale Bindung zwischen ihnen und Paulina zu entwickeln begann.

Obwohl sich Paulina in den nächsten ein bis zwei Jahren zunehmend spezifischer emotional an die Adoptiveltern band – gemäß der Beobachtung der Eltern sowie auch später in der Testsituation hatte sich deutlich eine sichere Bindung an sie entwickelt –, nahm sie erstaunlicherweise zu fremden Personen unmittelbar distanzlos Kontakt auf, setzte sich im Beisein der Mutter auf deren Schoß und zeigte sich auch bereit, mit wildfremden Menschen einfach mitzugehen. Auch als Paulina drei bis vier Jahre alt war, musste die Mutter immer ein Auge auf sie haben, wenn sie mit ihr auf dem Spielplatz war, denn sie befürchtete, das Mädchen könnte einfach mal mit einem fremden Menschen mitgehen und auf diese Weise entführt werden; aufgrund solcher Sorgen war die Mutter sehr angespannt, wenn sie mit Paulina unterwegs war.

Die Mutter befürchtete, die Kindergartenzeit und die damit zusammenhängende Trennung würden nicht einfach werden. Paulinas Verhalten ließ gegenüber ihrer Mutter, ähnlich auch gegenüber dem Vater, eher auf eine sichere Bindung schließen, aber gegenüber den Erzieherinnen sowie auch gegenüber anderen Fremden zeigte sich ein sehr indifferentes Bindungs- und Kontaktverhalten. Das Mädchen wurde im Kindergarten schnell eingewöhnt. Paulina reagierte zwar darauf, wenn die Adoptivmutter den Raum verließ, ging aber – aufgrund ihres indifferenten promiskuitiven bindungsgestörten Verhaltens – mit der Erzieherin freudestrahlend mit, setzte sich gleich mit dieser zum Spielen hin und ließ sich von ihr auf den Arm nehmen – genauso gerne auch von den anderen Erzieherinnen in der Gruppe.

Die Eltern begannen mit der Zeit zu verzweifeln, denn selbst nach einem Jahr im Kindergarten schien sich das Verhalten gegenüber den Erzieherinnen nicht zu ändern. Nach wie vor hatte Paulina im Kindergarten keine spezifische Erzieherin als Ansprechpartnerin, obwohl die Erzieherin, welche die Eingewöhnung mit Paulina durchgeführt hatte, sich große Mühe gab, für sie eine besonders wichtige Bezugsperson darzustellen. Für Paulina schien sie aber beliebig austauschbar zu sein; wenn das Mädchen Angst hatte, hingefallen war und sich wehgetan hatte, lief es zu irgendeiner der Erzieherinnen oder auch zu einem der anderen Kinder, um sich Trost zu holen bzw. Schutz und Sicherheit zu finden.

Wir verstanden dies später als typisches erlerntes Verhalten aufgrund der frühen Situation im Kinderheim und der Notwendigkeit des Überlebens; diese Situation hatte Paulina dazu gebracht, im Kindergarten das indifferente Bindungsstörungsmuster zu entwickeln. Dass sich zu den Adoptiveltern bereits eine stabile sichere Bindung entwickelte, war für diese als Rückmeldung von allergrößter Bedeutung. Denn sie fürchteten immer wieder, Paulinas indifferentes Verhalten gegenüber Fremden könne davon kommen, dass sie in ihrer Beziehung zu ihr etwas komplett falsch gemacht hatten. Ich konnte die Eltern beruhigen und ihnen erklären, dass ein solches Verhalten für Heimkinder, die unter den Bedingungen schwerster Vernachlässigung aufgewachsen sind, sehr typisch sei.

Die Eltern waren entlastet, als sie hörten – und auch in unseren Videoaufnahmen von der Bindungsdiagnostik sahen –, dass Paulina ihnen gegenüber ein typisch sicheres Bindungsverhalten zeigte. Dieses war aber noch nicht so stabil, dass Paulina auch ihr ursprüngliches promiskuitives Bindungsmuster aus dem Heim, das dort ihrem Überleben gedient hatte, gegenüber Fremden aufgegeben hätte. Wenn sie außerhalb der Familie in angstmachenden Situationen war – sei dies im Kindergarten, bei einem Zoobesuch, im Kasperletheater oder wo auch immer –, griff sie auf das ursprüngliche Überlebensmuster aus dem Kinderheim zurück. Das ließ die Adoptivmutter immer wieder aufs Neue verzweifeln, und sie fragte sich, ob sie Paulina doch nicht ausreichend das Gefühl von Sicherheit und Schutz vermitteln könne, ob sie nicht feinfühlig genug sei, ob sie ihr Adoptivkind vielleicht doch innerlich ablehne.

Sie war geplagt von all diesen Schuldgefühlen und Ängsten und Selbstvorwürfen, als sie mit Paulina zu mir in Behandlung kam. Wir konnten die Eltern zwar durch die Diagnostik sehr schnell aufklären und ihnen die Entwicklung von hospitalisierten Adoptivkindern erklären; dennoch blieb bei ihnen die Sorge, dass sie selbst etwas falsch gemacht hätten. Wir verabredeten eine intensive bindungsorientierte Kinderspieltherapie für Paulina. Dies bedeutete, dass die Eltern Paulina viermal in der Woche in die Ambulanz bringen mussten – wobei es für die Eltern nicht einfach war, dies zeitlich zu organisieren. Der Beginn der Spieltherapie war vollkommen unproblematisch, da Paulina mich genauso akzeptierte und freudig mit mir ging wie bisher schon mit jeder anderen fremden Person oder den Erzieherinnen.

Über die Zeit begann Paulina offensichtlich in der Kinderspieltherapie Vertrauen zu fassen; sie inszenierte im Sandspiel immer mehr Szenen mit vielen Kindern, sie füllte den Sandkasten wahllos mit Figuren, die sie kreuz und quer in den Sand legte. Das Sandspiel wurde so ihre bevorzugte »Spielwiese«, wo sie vieles aus ihrer Innenwelt im projektiven Spiel symbolisch darstellen konnte. Aus dem anfänglichen Chaos von Figuren und Gegenständen, die sie wahllos in den Sand legte, teils auch übereinander – es wirkte wie eine Inszenierung: als ob ein Sturm viele Figuren wahllos an den Strand gespült hätte –, entwickelten sich mit der Zeit zunehmend mehr Ordnung und Struktur. Die Anfangsbilder des Chaos erinnerten sehr daran, wie sich Paulina im Kinderheim von einem Chaos von inneren Gefühlen und Bildern überwältigt und überschwemmt gefühlt haben mochte. Durch die therapeutische Arbeit wurde es aber zunehmend möglich, die großen Ängste, die sie auch beim Spielen erlebte, zum Ausdruck zu bringen – etwa indem sie schrie. In deutlich erkennbarer innerer Not räumte sie Gegenstände von einem Platz zum anderen, versteckte sie im Sand und buddelte sie wieder aus.

In solch einer hoch erregten Situation schaute sie mich eines Tages von der anderen Seite des Sandspielkastens aus mit ihren großen, dunklen, angstvoll aufgerissenen Augen an und rief mir zu: »Nun hilf mir doch!« Ich streckte ihr über den Sandkasten meine Hand entgegen, die sie rasch ergriff und für einige Zeit festhielt. In diesem Augenblick erlebte ich, dass sie sich sehr bezogen an mich als therapeutische Bindungsperson wandte und um Hilfe bat. Sie ließ schließlich meine Hand los, kam um den Sandkasten herumgelaufen und stellte sich ganz dicht neben mich. Gemeinsam wurden jetzt im Sand mit weniger Gegenständen zunehmend kleine, stärker strukturierte Szenen aufgebaut. Paulina konnte zu den einzelnen Inszenierungen im Sand jetzt auch Geschichten erzählen, ihre Deutschkenntnisse waren inzwischen so gut, dass sie bereits selbst das Gespielte kommentieren konnte.

Auffällig war, dass sie mich im weiteren Verlauf der Spieltherapie mehr mit in das Sandspiel einbezog, während sie am Anfang wie isoliert und alleine gespielt hatte – als gäbe es mich im Raum gar nicht. Ich wurde jetzt nicht nur dafür benutzt, bestimmte Spielfiguren zu besorgen, damit Paulina diese im Sand platzieren konnte, vielmehr durfte ich jetzt auch bestimmte Rollen übernehmen, bestimmte Figuren selbst im Sand positionieren und nach ihren Anweisungen bewegen. Bald kam es zu einem gemeinsamen Spiel zu dritt: Paulina wünschte sich, dass die Adoptivmutter, die vor der Tür wartete, auch mit ins Spielzimmer kommen sollte, weil es doch mehr Spaß machen würde, zu dritt zu spielen. Ich gab diesem Drängen nach, da ich es als einen weiteren Entwicklungsschritt sah. Es entwickelte sich ein wunderbares triadisches Spiel im Sandkasten. Paulina inszenierte verschiedene, sehr strukturierte Arrangements über Interaktionen zwischen Vater, Mutter und Kind, und es schien ihr großen Spaß zu machen, dass wir zu dritt waren und die Rolle jeder Sandspielfigur von einer anwesenden Person übernommen werden konnte.

Nun fiel es ihr oft schwer, das Spiel zu beenden, sich von mir zu verabschieden; sie kam mehrmals wieder in den Raum zurück, drückte mich nochmals zum Abschied, lief dann mit ihrer Mutter los, winkte noch mal, rief im Gehen ein weiteres Mal »Tschüss«. Wenn ich eine Therapiestunde verschieben musste oder wenige Minuten zu spät kam, reagierte sie heftig, war ärgerlich und sagte zu mir, sie hätte Angst, ich käme nicht mehr. Die Eltern und ich erlebten dies als großen Fortschritt, weil Paulina damit zum Ausdruck brachte, dass die Beziehung zu mir jetzt immer spezifischer geworden war, nicht mehr austauschbar.

Gegen Ende der letzten Phase wünschte sich Paulina, dass der Vater mit zur Spieltherapie kommen solle, und sie nutze ihn ähnlich wie die Mutter zum gemeinsamen Sandspiel zu dritt. Als der Vater aber häufiger mitkam, konnte Paulina dann auch andere explorative Spiele mit ihm spielen, wie z.B. die Armbrust entdecken und ausprobieren; aber auch Gesellschaftsspiele wie Mensch-ärgere-dich-nicht mochte sie jetzt sehr. Sie zeigte damit deutlich, dass sie ein komplett anderes Spielniveau und eine andere innere

Struktur und Symbolisierungsfähigkeit erreicht hatte, als dies am Anfang der Therapie möglich gewesen wäre.

Es folgte eine lange Phase des Abschieds und der Trennung von mir. Das Ende der Therapie konnte getrost ins Auge gefasst werden, weil Paulina auch im Kindergarten inzwischen eine viel spezifischere Beziehung zu ihrer Erzieherin Sabine aufgebaut hatte, die sie am Anfang eingewöhnt hatte. Abschied und Trennung waren für Paulina eigentlich Fremdworte, sie konnte mit diesen Begriffen nichts anfangen. Die Eltern machten sich auch in den Elterngesprächen nochmals viele Gedanken darüber, wie schwierig es für Paulina gewesen sein musste und welch großen Schock sie erlebt haben musste, als sie durch den Flug nach Deutschland aus der zwar schrecklichen, aber ihr eben doch vertrauten Umgebung im Kinderheim herausgerissen worden war, und wie sehr dies für sie offensichtlich – im Nachhinein betrachtet – großen Stress bedeutet haben musste, so dass sie sich dann so wie beschrieben verhalten hatte.

Die Eltern waren sehr froh, immer wieder von mir zu hören, dass sie vieles sehr gut und richtig gemacht hatten, und darüber, dass sie durch die Kinderspieltherapie Paulina jetzt geholfen hatten, eine mehr spezifische Bindungsbeziehung nicht nur zu ihnen selbst, sondern auch – im Kontext der Spieltherapie – zu mir und, im Kindergarten, zur Erzieherin Sabine aufzubauen. Damit hatte Paulina ihr Netzwerk von sicheren Bindungsbeziehungen deutlich vergrößern und stabilisieren können.

Während Paulina nun gegenüber einigen Personen spezifische Bindungsbeziehungen zeigte, konnte sie sich von anderen Personen sichtbar abgrenzen. Wenn sie in Angst und Gefahr geriet, suchte sie aufgeregt und gezielt nach ihrer Mutter oder ihrem Vater. Kurz vor dem Abschied in der Kinderspieltherapie berichteten die Eltern im Elterngespräch von einer kleinen Szene: Sie waren mit Paulina auf dem Weihnachtsmarkt gewesen und durch eine Unaufmerksamkeit hatten sie Paulina aus den Augen verloren und suchten sie händeringend. Sie fanden Paulina nur wenige Meter entfernt; sie stand da wie angewurzelt und schrie lauthals nach Mama und Papa. Während die Eltern dies erzählten, liefen beiden die Tränen herunter, weil jetzt klar war, dass Paulina nicht mehr einfach mit jedem Menschen mitgehen würde; vielmehr würde sie, wie jedes andere Kind auch, das eine sichere Bindung hatte, laut schreiend nach Mama und Papa rufen und sich wehren, wenn irgendjemand Fremdes sie einfach auf den Arm nehmen wollte. Die Eltern waren über diese Entwicklung verständlicherweise sehr glücklich.

Ohne eine solche intensive Psychotherapie, die manchmal auch nur stationär durchgeführt werden kann, um die emotionalen intensiven spezifischen Bindungserfahrungen noch zu verstärken, gelingt es oft nicht, ein früh verfestigtes promiskuitives Bindungsstörungsmuster zu durchbrechen. Viele Adoptiveltern machen die schmerzliche Erfahrung, dass ihre Kinder auch viele Jahre, nachdem sie in der Familie aufgenommen und auch von ihnen sehr gut versorgt wurden, immer noch bei Angst und in Notsituationen wahllos auf die nächstbeste Person zurückgreifen, um von dieser Hilfe und Unterstützung zu erhalten.

Emotionale Vernachlässigung

Es ist verständlich und gut nachvollziehbar, dass Kinder, die in Heimen unter emotionaler und körperlicher Vernachlässigung aufwachsen, die Hunger leiden, nur wenige Bezugspersonen haben, sich körperlich, sozial und emotional nicht gesund entwickeln können.

Viel weniger ist nachvollziehbar, dass Kinder, die in reichen und gutsituierten Familien aufwachsen, unter emotionaler Vernachlässigung leiden und entsprechende Entwicklungsschäden davontragen. Wir sehen heute vielfach Kinder, die in Familien aufwachsen, in denen beide Eltern arbeiten oder die Eltern so viel Geld haben, dass sie sich ein Kindermädchen oder ein Au-pair, einen Chauffeur und einen Bodygard für ihr Kind leisten können, in denen aber niemand mehr für die emotionale Versorgung des Kindes konstant und verlässlich zuständig ist, die Bezugspersonen ständig wechseln. Somit entstehen auch keine spezifischen Bindungen, nicht einmal zu einem Kindermädchen, einer Nanny, die als Ersatzbindungsperson über mehrere Jahre vielleicht die Hauptbindungsperson für das Kind werden könnte.

Ähnliche Situationen sehen wir in sogenannten Mittelschichtfamilien, auch akademischen Familien, in denen beide Eltern zehn und mehr Stunden pro Tag arbeiten, so dass das Kind schon im ersten Lebensjahr an fünf Tagen pro Woche jeweils über zehn Stunden in einer Krippe versorgt werden muss. Die Eltern holen das Kind von der Krippe ab, sind oft aber selbst so erschöpft, wenn sie nach Hause kommen, dass sie kaum mehr in der Lage sind, sich noch emotional auf die Signale und Bedürfnisse ihres Säuglings einzustellen. Die Kinder müssen unter diesen Umständen funktionieren, die Versorgung muss klappen, weil die Eltern auch emotional mit ganz anderen Themen beschäftigt sind. Sie sind auf ihren Beruf, ihre vielfältigen Aufgaben, die Ausbildung, die finanziellen Notwendigkeiten und Entwicklungen ausgerichtet, aber nicht mehr wirklich für die emotionalen Bedürfnisse ihres Kindes verfügbar.

Unter diesen Umständen sehen wir Kinder, die hochgradig auffällig sind. Oft entwickeln sie das beschriebene promiskuitive (indifferente) Muster der Bindungsstörung. Nach außen hin können sie dann strahlende Kinder sein, die mit jedem Kontakt aufnehmen, eine pseudo-soziale Kompetenz entwickelt haben. Wenn man sie aber im Kindergartenalter in der Therapie fragt, an wen sie sich z. B. wenden würden, wenn sie Angst hätten, krank wären, sich verletzt hätten, dann schauen sie einen mit großen Augen an und wissen keine Antwort. Oder sie antworten: »An dich«, oder: »Wer halt da ist«, oder, wie mir ein Kind sagte: »Dann muss ich bei mich« (vgl. das folgende Fallbeispiel). Sie haben kein inneres Arbeitsmodell von sicherer Bindung, das ihnen das Vertrauen vermittelte, dass sie sich bei Angst und Bedrohung an potentielle Bindungspersonen wenden können, die ihnen zum Schutz und zur Sicherheit zur Verfügung stehen, seien dies nun die Eltern oder andere relevante Bindungspersonen – solche konstanten Bindungspersonen haben sie nicht kennengelernt. Um zu überleben haben sie gelernt, sich an jede beliebige Person zu wenden. Diese Form von Überlebensstrategie ist sehr hilfreich, wenn man in Not gerät und keine spezifischen Bindungspersonen hat. Sie ist aber mit vielfältigen emotionalen Entwicklungsschwierigkeiten verbunden.

Manche Kinder zeigen auch ein deutlich zurückgezogenes Verhalten, sie sind introversiv, sehr bindungsvermeidend, sitzen oft beim Spiel stundenlang in einer Ecke und spielen unkreativ vor sich hin, während sie in ihrer Mimik und Körpersprache deutlich emotional belastet sind, wie Außenstehende bei genauerem Hinschauen erkennen können. In Situationen, in denen ihre Beziehungsfähigkeit gefordert ist – etwa wenn sie im Kindergarten mit anderen Kindern spielen, gemeinsam kreative Aufgaben lösen sollen –, sind sie wenig stresstolerant, reagieren oft aggressiv, destruktiv, rennen durch den Raum und können sich auf keine Aufgabe mehr konzentrieren. Sie werden im Kindergarten von den Erzieherinnen oft fälschlich als »ADHS-Kinder« »identifiziert«. Dabei wird verkannt, dass die Ursache ihrer Verhaltensauffälligkeiten frühe Traumatisierungen und eine Bindungsstörung sind. Dies ist oft nicht nachvollziehbar, weil sie doch nette, kooperative Eltern haben, die ihr Kind verlässlich in den Kindergarten bringen, es täglich abholen und – wenn auch gehetzt – zu den Elternabenden erscheinen; aber die emotionale Bindungsqualität zwischen Eltern und Kind ist eher von Distanz und emotionaler Kühle geprägt, und viele Personen sind in der Betreuung des Kindes »engagiert«, aber niemand ist mit dem Kind wirklich langfristig in einem kontinuierlichen, emotionalen Austausch. Bei diesen Kindern wie auch bei ihren Eltern sind dringend Diagnostik und therapeutische Hilfestellung indiziert.

Im folgenden Beispiel schildere ich ein solches Kind, das in einer gut situierten Familie unter emotionaler Vernachlässigung aufgewachsen ist und bei dem sich erst durch den therapeutischen Prozess die Beziehung zu seinen Eltern zu einer sicheren Bindung entwickeln konnte.

Beispiel: Ein Kindergartenkind mit Wachstums- und Entwicklungsverzögerung nach emotionaler Vernachlässigung

Noah war das einzige Kind akademisch gebildeter Eltern, er war ein zierlicher, kleinwüchsiger, sehr hübscher Junge mit großen blauen, strahlenden Augen und blonden Haaren – ein Kind, das man auf Anhieb liebgewinnen konnte: Es strahlte einen an, ja, konnte schon sehr gut flirten und mit seinen Blicken den Erzieherinnen den Kopf verdrehen.

Noahs Eltern waren beide in akademischen Berufen sehr stark eingespannt und konnten es kaum erwarten, dass Noah mit 3 Jahren in den Kindergarten kam. Zu Hause war Noah bisher von einem Au-pair versorgt worden. Genau genommen hatte er bis zum Beginn des Kindergartens bereits das vierte Au-pair-Mädchen in seinem Leben kennengelernt. Seine Au-pairs waren aus verschiedenen Ländern gekommen; im ersten Lebensjahr wurde er von Nancy versorgt, die Englisch sprach, im zweiten Lebensjahr von Ludmilla, die Russisch sprach, und im dritten Lebensjahr von Ramona, die aus Mexiko kam und Spanisch mit ihm sprach. Aktuell wurde er von Magdalena betreut, die aus Polen kam.

Magdalena oder Magda, wie Noah sie nannte, brachte ihn jeden Morgen pünktlich zum Kindergarten und holte ihn auch pünktlich nachmittags gegen 16:00 Uhr wieder ab. Sie war zweifelsohne seine Hauptbezugsperson. In der kaum notwendigen Eingewöhnungsphase war schon aufgefallen, dass Noah scheinbar keine Trennungsangst hatte, in den Kindergarten hineingelaufen war, sich sofort mit den verschiedenen Kindern gut verstand und auch unmittelbar, distanzlos, die verschiedensten Erzieherinnen angesprochen hatte. Er hatte sich immer brav mit seinem Namen vorgestellt und gesagt: »Ich bin Noah, ich komme jetzt immer zu euch in den Kindergarten.«

Er wirkte klug, für sein Alter manchmal geradezu altklug. Er stellte schlaue Fragen, und auch bei seinen Gesprächen über die Bilderbücher wurde sehr schnell klar, dass Noah begabt war. Für sein Alter war er viel zu klein, zierlich, und den Erzieherinnen fielen verschiedene Entwicklungsverzögerungen auf. Motorisch war Noah z. B. in seiner Entwicklung hinter seinem Alter zurück: Im Garten zu spielen, zu klettern, auf die Rutsche zu gehen, all das war ihm noch kaum vertraut; er hatte Angst vor den Spielgeräten, konnte schlecht auf einem Bein stehen oder hüpfen, was bei den motorischen Spielen sehr auffiel. Einen Stift zu halten, zu malen, gar Bilder auszumalen und sich an Grenzen oder Linien zu halten, war für ihn nicht gut möglich. Er wirkte grobmotorisch sehr ungeschickt, die Feinmotorik war kaum differenziert entwickelt.

Diese Entwicklungsverzögerungen passten so gar nicht zu seiner Art zu reden, die ihn älter erscheinen ließ. Manchmal »beschattete« er eine Erzieherin – und das konnte am Tag mehrfach wechseln –, indem er ihr ständig hinterherlief, immer wieder Körperkontakt zu ihr suchte. An anderen Tagen zog er sich in eine Ecke zurück, konnte sich dort stundenlang mit Bilderbüchern alleine beschäftigen, oder er spielte alleine in der Bauecke, baute dabei bevorzugt viereckige Häuser, die nur aus vier Wänden bestanden, ohne Türen, ohne Fenster, also eher der spielerischen Kreativität eines kleineren Kindes entsprachen.

All dies fiel den Erzieherinnen auf, die deshalb die Eltern zu einem Gespräch einluden, in dem sie ihnen vorschlugen, Noah in einem Sozialpädiatrischen Zentrum zur Entwicklungsdiagnostik vorzustellen. Die Eltern waren hierüber verärgert, hielten sie ihren Sohn doch für sehr weit und differenziert entwickelt, für hochbegabt und für den charmantesten Buben der Welt überhaupt. Das, was den Eltern als charmant auffiel, wurde von den Erzieherinnen als sehr distanzlos und Erwachsenen gegenüber als geradezu körperlich übergriffig geschildert. Manchmal fing Noah mit einer fremden Person – so jetzt mit einem Mädchen, das neu in den Kindergarten kam – quasi nach dem Hallosagen an, Körperkontakt aufzunehmen. Mit dem neu gekommenen Mädchen wollte er z. B. fast direkt schmusen.

Dabei ging er über alle Grenzen des Gegenübers hinweg und konnte es kaum ertragen, wenn man ihn eingrenzte und ihm mitteilte, dass es das Gegenüber jetzt vielleicht gerade nicht mochte, von ihm geküsst zu werden. Grenzen – Begrenzungen, Regeln und Strukturen – konnte er ganz schlecht einhalten; wurde er darauf hingewiesen, dass er Grenzen und Regeln überschritt, brach er einfach den Kontakt ab und wandte sich an jemand anderen, um dort zu bekommen, was ihm gerade versagt worden war.

Die Erzieherinnen hatten entsprechend alle Mühe, ihn an Regeln und Strukturen zu gewöhnen, und mussten immer wieder mit ihm daran arbeiten, wie er lernen konnte, sich in der Gruppe zu bewegen und nicht alle Erzieherinnen gegeneinander auszuspielen. Im gemeinsamen Spiel mit seinen Spielkameraden konnte es vorkommen, dass er mitten im Spiel aufstand und wegging, wenn es nicht so lief, wie er sich das wünschte. Er hatte keine Fähigkeit zur Empathie im Hinblick darauf, welche Gefühle und Bedürfnisse sein Gegenüber hatte; es war sehr klar, dass die Aktivitäten nach seinem Plan und Willen erfolgen mussten.

Die Eltern berichteten, dass sie ein solches Verhalten von zu Hause gar nicht kannten, vielleicht sei dies dort auch nicht notwendig, weil das Au-pair ihm sowieso jeden Wunsch von den Augen ablese. Sie hätten schon öfter mit den Au-pairs geschimpft und ihnen vorgeworfen, dass sie zu nachgiebig seien und stärker auf die Einhaltung von Regeln und Grenzen achten müssten.

Nachdem die Erzieherinnen den Eltern nochmals klargemacht hatten, in welchen verschiedenen Bereichen Noah in seiner Entwicklung verzögert sei, von der emotionalen Interaktionsfähigkeit bis zur Fein- und Grobmotorik, ja bis zur – für sein Alter – geringen Körpergröße, konnten sie diese mit viel Mühe doch noch dazu bringen, dass sie ihrem Vorschlag zustimmten, Noah in einem Sozialpädiatrischen Zentrum vorzustellen. Die Eltern waren schockiert, als die von den Erzieherinnen beobachteten Entwicklungsverzögerungen in der Untersuchung im Sozialpädiatrischen Zentrum in allen Bereichen bestätigt wurden. Dort wurde ihnen mitgeteilt, ihr Kind sei wachstums- und entwicklungsverzögert und zeige auch Zeichen von emotionaler Vernachlässigung. Die dortige Ärztin war im Hinblick auf Bindungsentwicklung geschult und hatte den Verdacht, dass sich hinter Noahs freundlichem, distanzlosem Verhalten eine Bindungsstörung mit indifferentem Muster bei emotionaler Vernachlässigung verbergen könnte. Aus diesem Grunde wurde Noah zur weiteren Diagnostik und Abklärung in unserer Ambulanz vorgestellt.

Noah war ein sehr freundlicher Junge, der in allen Floskeln der sozialen Kommunikation bestens ausgebildet schien. Er begann gleich bei unserer ersten Begegnung einen Smalltalk darüber, wie es mir ginge, wie das Wetter sei, ob ich gut geschlafen habe; auf meine Rückfragen, wie es ihm denn ginge, konnte er nur mit Floskeln in Erwachsenensprache reagieren. In den spieldiagnostischen Untersuchungen zeigte sich, dass Noahs Spielverhalten und Spielkreativität eher dem Niveau eines Einjährigen glichen, was so gar nicht zu seinen sonstigen intellektuellen Fähigkeiten zu passen schien.

Schon in der ersten Spielstunde wollte Noah bei mir auf dem Schoß sitzen und suchte intensiven Körperkontakt. Es war auffällig, dass er sich von der Mutter überhaupt nicht verabschiedet hatte, vielmehr sofort ins Spielzimmer hineinmarschiert war. Auch bei der Wiedervereinigung mit der Mutter nach dem Ende der spieldiagnostischen Untersuchung war sonderbar, dass es zwischen Mutter und Sohn weder eine Art der Begrüßung noch einen emotionalen Austausch oder Körperkontakt gab.

In der Bindungsdiagnostik beim Geschichtenergänzungsverfahren (Eichhorn & Ganssauge 1998; Gloger-Tippelt & König 2009) ergab sich kein eindeutiger Befund, wie dies häufiger bei Bindungsstörungen der Fall ist, weil die diagnostischen Instrumente Bindungsstörungen nicht so gut oder manchmal gar nicht erfassen. Es schien so, als habe Noah gelernt, wie und auf welche Weise er bindungsrelevante Geschichten beantworten müsse; dabei ergab sich kein eindeutiges Muster. Es hatte aber den Anschein, als sei Noah durch den Bindungstest sehr gestresst. Schließlich fing er am Ende der Untersuchung an zu weinen, und der Untersucher hatte zum ersten Mal die Empfindung, für einen kurzen Moment etwas von Noahs wirklichen Gefühlen wahrzunehmen – als wäre durch diese Tränen ein kleines Fenster zu seiner Innenwelt aufgegangen. Der Test hatte ihn offensichtlich sehr verzweifelt gemacht, weil er an die bindungsrelevanten Fragen rührte, die er so bravourös im Test beantwortet hatte: Beim Ergänzen der Geschichten des Tests sagte er immer wieder: »Ich glaube, jetzt müsste man dies oder jenes machen, ich denke mir mal, es wäre gut, das und jenes zu spielen.« Er hatte also sehr gut soziale Verhaltensweisen erlernt, die er jetzt abzurufen versuchte. Dabei entstand bei ihm aber eine immer größere emotionale Not, die schließlich in seinen Tränen zum Ausdruck kam. Als ich ihn – nachdem ich ihn etwas beruhigt und getröstet hatte – daraufhin fragte, was er denn zu Hause mache, wenn es ihm schlechtgehe, wenn er Angst habe oder wenn er krank sei, zu wem er dann gehe, um sich Hilfe zu holen, schaute er mich mit seinen großen blauen Augen an und war offensichtlich ratlos. Nach einer längeren Pause sagte er schließlich: »Dann muss ich bei mich.«

In kleinkindhafter Sprache sagte er damit, dass er nicht zu seinen Eltern oder zum Au-pair gehen könne, um sich Schutz und Sicherheit zu holen, sondern dass er sich in Situationen von Angst und Gefahr ganz auf sich alleine besinnen und zurückziehen müsse. Im bindungstheoretischen Sinne bedeutet dies, dass Noah keine innere Repräsentation von Schutz und Sicherheit verinnerlicht hatte, sondern in Situationen von Angst und bei aktiviertem Bindungssystem ganz alleine auf sich gestellt war. Noahs Versorgung war zwar immer gesichert gewesen, er wurde von den Au-pairs sicherlich körperlich gut versorgt, aber weil diese jährlich wechselten, war er ständig mit neuen Sprachproblemen konfrontiert. Dies stellte für Noah eine Herausforderung dar, denn er musste immer wieder ein paar Brocken der Sprachen erlernen, etwa die Namen der Grundnahrungsmittel, um seine wichtigsten körperlichen Bedürfnisse zu vermitteln.

Ich nahm an, dass er sich immer wieder phasenweise extrem

einsam, verzweifelt und verlassen gefühlt haben könnte, da er sich jedes Jahr – wenn er vermutlich gerade wieder eine Bindung zu seinem neuen Au-pair aufgebaut hatte – wieder abrupt von diesem verabschieden musste. Diese jährlichen Bindungsverluste waren für ihn sicherlich extrem stressvoll. Ich konnte nur erahnen, welche große Traurigkeit und welches Gefühl von Verlassenheit sich hinter seiner so freundlichen und sozial angepassten Fassade verbargen. Seine Lösungsstrategie könnte darin bestanden haben, eine indifferente Bindungsstörung zu entwickeln, indem er sich – wie er sich jetzt auch im Kindergarten verhalten hatte – freundlich an alle, auch Fremde, wandte, um so möglichst nicht ein Gefühl von Verlorenheit aushalten zu müssen.

Noah kam gerne zu den Spielstunden und nutzte es, hier mit mir emotional im Kontakt zu sein und Neues kennenzulernen. Nach ca. sieben Monaten Therapie hatte er erstmals Schwierigkeiten, sich am Ende der Stunde von mir zu verabschieden. Er lief aus dem Spielzimmer, kam wieder zurück, umarmte mich nochmals, lief wieder los. Es konnte vorkommen, dass er dieses Ritual mehrfach wiederholte. Es wurde ihm jetzt zunehmend wichtiger, jeweils einen kleinen Gegenstand aus dem Spielzimmer mit nach Hause zu nehmen. Wir überlegten dann schon am Ende der Spielstunde, was es diesmal sein könnte. Mit der Zeit entwickelte sich ein kleiner Teddy zum Übergangsobjekt für die spieltherapeutische Stunde und für mich. Er brachte diesen Teddy jedes Mal wieder in die nächsten Spielstunde mit. Der Teddy durfte auf einem Ehrenplatz sitzen und zuschauen, was während der Spielstunde zwischen uns passierte. Am Ende, nach der Therapie, nahm Noah den Teddy mit nach Hause, und es war offensichtlich, dass dieser als Übergangsobjekt unsere gute Beziehung und die wachsende Bindungssicherheit repräsentierte.

Am schwierigsten war aber nicht Noahs Psychotherapie, sondern die Elternarbeit. Dies fing bereits damit an, dass es extrem schwierig war, Termine für Elterngespräche zu finden. Am liebsten wären die Eltern erst abends um acht Uhr gekommen. Ich ging anfangs darauf ein, um mit ihnen überhaupt einen ersten Kontakt aufbauen zu können. Ich schätze es sehr, so sagte ich, dass sie sich für ihren Sohn Zeit nähmen, obwohl ich wisse, wie sehr sie beruflich eingespannt seien.

Nach einiger Zeit fragte ich nach, ob die Eltern ihre Arbeit an manchen Tagen früher beenden könnten, um einen Termin am späten Nachmittag bei mir wahrzunehmen. Sie erlebten mich in diesem Punkt als sehr konfrontativ, unflexibel, der heutigen Arbeitswelt nicht mehr angepasst. Sie fingen sofort an, mit mir zu diskutieren: Ich müsse mir einmal überlegen, an mehreren Tagen späte Termine für berufstätige Eltern anzubieten; so etwas habe doch heute auch schließlich jeder Zahnarzt. Die Eltern erwarteten, ganz ähnlich wie Noah, dass sich die Grenzen, Regeln und Strukturen möglichst nach ihren Wünschen und Bedürfnissen richten sollten. Geschah dies nicht, waren sie ärgerlich, konfrontativ und setzten sich auf einer theoretisch-intellektuellen Ebene mit mir über die heutigen Arbeitserfordernisse und die notwendige Flexibilität des Dienstleistungssektors auseinander.

Als ich ihnen eröffnete, die diagnostischen Untersuchungen hätten ergeben, dass Noah unter einer emotionalen Entwicklungsstörung leide, also nicht nur wachstumsverzögert sei und motorische Entwicklungsdefizite habe, sondern auch in seiner Seele keine emotionale Sicherheit gewonnen habe, wurden sie ärgerlich und machten mir Vorwürfe, dass all dies gar nicht stimmen könne. Noah sei ein »perfektes« Kind, der »Liebling von allen«. Er könne jederzeit überall in einen Kindergarten gehen – es müsse nicht dieser sein, der ihnen jetzt so viele Probleme mache.

Die Eltern projizierten ihre Wut auf die Erzieherinnen, die Noah falsch eingeschätzt und sie schließlich zu diesem Besuch im Sozialpädiatrischen Zentrum gezwungen hätten. Sie hätten doch nun alles getan, seien auch noch zu mir gekommen, aber je bereitwilliger sie Noah zur diagnostischen Untersuchung vorstellen würden, umso »gewaltiger« würden die Diagnosen, und es würde fälschlich festgestellt, dass mit Noah etwas nicht in Ordnung sei. Für sie sei er ein wunderbarer, hochbegabter Junge, er sei ihr Sonnenschein und sie wollten an ihm bitte nichts verändert haben!

Es brauchte viel Zeit, Geduld und lange Gespräche, um den Eltern das bedrohliche Ausmaß der emotionalen Entwicklungsstörung – einer promiskuitiven Bindungsstörung – zu verdeutlichen und ihnen auch klarzumachen, dass diese Entwicklungsstörung durch das Fehlen einer intensiven emotionalen Versorgung während der ersten Lebensjahre entstanden war. Die Eltern begannen schließlich zu weinen und meinten, die Au-pairs hätten Noah doch immer gut versorgt und niemand habe ihm Gewalt angetan. Ich musste dann nochmals sehr differenziert erläutern, dass es nicht um körperliche Gewalt und auch nicht um körperliche Vernachlässigung ging, sondern dass die Intensität und Feinabstimmung des emotionalen Austauschs zwischen den Au-pairs und Noah nicht ausreichend gewesen sei; so habe er keine gute emotionale Sicherheit entwickeln können. Alleine die Jahr für Jahr wechselnde Sprache habe Noah sicherlich jeweils verunsichert. Die Eltern meinten, er habe immer ganz schnell gelernt, die Au-pairs zumindest zu verstehen, er habe ja schließlich auch keine andere Chance gehabt. Sie hätten gelesen, eine solche frühe Konfrontation mit vielen verschiedenen Sprachen mache ein Kind auf die Dauer sehr sprachbegabt und fördere die Sprachkompetenz. Es brauchte in den Gesprächen immer wieder viele Anläufe, um den Eltern ein bisschen die innere Not von Noah nahezubringen, die er erlebt haben mochte, als von einem auf den anderen Tag das eine – von ihm vielleicht geliebte – Au-pair verschwand und das nächste auftauchte, auf das er sich dann einstellen musste.

Noah konnte inzwischen die Spielstunden gut für sich nutzen. Er wurde schließlich dreimal pro Woche durch das Au-pair gebracht. In den Elterngesprächen versuchte ich zu erreichen, dass die Eltern sich gezielt abends nach ihrer Arbeit Zeit zum Spiel mit Noah nahmen. Dabei fiel diesen auf, dass sie schon lange nicht mehr ohne didaktisches Programm oder ohne Computer-Lernspiel mit Noah gespielt hatten; wenn sie sich Zeit für ihn nahmen, ging es meistens um Lernprogramme. Einfach mit ihm auf dem Boden zu liegen, mit ihm zu toben, rumzublödeln, Spaß zu haben, kleine Rollenspiele durchzuführen, die nicht etwa vom Vater, sondern von Noah selbst ausgingen – so etwas war ihnen vollkommen fremd. Schließlich fiel ihnen auf, dass Noah immer mehr gezielt die Nähe zu ihnen suchte und jetzt auch nachts, wenn er aufwachte, weil er schlecht geträumt hatte, zu ihnen ins Bett kommen wollte, was er früher nie getan hatte. Das waren alles positive Anzeichen dafür, dass sich die Bindungsqualität zwischen Noah und seinen Eltern veränderte und der Junge diese zunehmend als sichere emotionale Basis zu nutzen begann.

Eine große Veränderung brachte ein Sommerurlaub am Strand. Ich hatte diesen Urlaub zuvor mit den Eltern sehr genau besprochen; ich hatte ihnen gesagt, sie könnten diese drei Wochen intensiv nutzen, um die emotionalen Defizite bei Noah auszugleichen, wenn sie sich rund um die Uhr Zeit für Noah nähmen und für ihn emotional und im Spiel zur Verfügung stünden. Offensichtlich konnten sich die Eltern darauf einlassen und es wurde ein, wie sie später berichteten, »unglaublich schöner Urlaub«. Der Vater habe den ganzen Tag mit Noah im Sand gelegen und Burgen gebaut; wenn er Pausen brauchte, saß Noah bei der Mutter auf dem Schoß und sie nahm keine neuen didaktischen Lernbücher mit ihm durch, sondern las ihm aus seinen beiden Lieblingsbüchern vor, auch zum Einschlafen. Jetzt erkannten auch die Eltern, wie sehr Noah die Nähe zu ihnen genoss und wie er anfing, sich emotional zu öffnen und sich ihnen gegenüber zu verändern. Dabei »schwappte« offensichtlich »so viel positives Gefühl«, wie die Mutter sagte, von Noah zu den Eltern über – und auch von den Eltern zu Noah –, dass die ganze Familie »wie ausgetauscht« aus dem Urlaub zurückkam.

Als ich Noah nach den Sommerferien zum ersten Mal nach vier Wochen zur Spielstunde wiedersah, schien es, als käme ein anderer Junge ins Zimmer. Noah war in den Sommerferien deutlich gewachsen, er wirkte kräftiger, hatte »an Gewicht zugelegt« (was die

Eltern nur auf die gute Seeluft zurückführten). Für mich war deutlich, dass offensichtlich durch die gute emotionale Versorgung auch so viel Wachstumshormone gebildet worden waren, dass Noah das an Kalorien, was er zu sich genommen hatte, tatsächlich gut für sein körperliches Wachstum hatte umsetzen können.

Auch die Nachuntersuchungen im Sozialpädiatrischen Zentrum erbrachten sehr erfreuliche Ergebnisse, weil auch seine motorischen Fähigkeiten sich während des Sommers stark verbessert hatten. Der Vater führte dies darauf zurück, dass er im Sommer am Strand ganz viel gerannt sei, gespielt und getobt habe, ja, sie hätten den ganzen Tag »outdoor« verbracht. Die Eltern wirkten »kindlicher«, weniger kopfgesteuert und intellektuell, entspannter, geradezu glücklicher. Sie berichteten begeistert, wie Noah sich jetzt auf sie beziehe, zu ihnen komme, wenn er Angst habe, um sich von ihnen trösten zu lassen. Erstmals zog Noah sie als Eltern in solchen Situationen dem Au-pair vor.

Es kam dann zu einer besonders dramatischen Situation, als das Au-pair Magda von heute auf morgen abreisen musste, weil ihre Mutter plötzlich schwer erkrankt war. Somit standen die Eltern von einem auf den anderen Tag ohne Kinderbetreuung und -versorgung da. Statt aber jetzt auf die Schnelle ein neues Au-pair-Mädchen zu verpflichten, entschied sich die Mutter, ihren Job zu reduzieren und auf eine Teilzeitbeschäftigung umzustellen. Dies war ihr gut möglich, weil sie einen Teil ihrer Tätigkeit auch abends zu Hause erledigen konnte. So war sie es jetzt, die Noah morgens in den Kindergarten brachte und ihn um 15:00 Uhr wieder abholte. Die Mutter verkürzte Noahs Aufenthaltsdauer im Kindergarten, um nachmittags noch »gemeinsame Zeit mit ihm« zu haben, etwa um auf den Spielplatz zu gehen, im Garten zu toben, mit ihm gemeinsam schöne Dinge zu Hause zu machen. Es kam ihr so vor, als würde sie zum ersten Mal ihr Kind wirklich erleben.

Wenn der Vater abends nach Hause kam, stand Noah bereits wartend vor dem Fenster, lief ihm strahlend entgegen und wünschte sich nur, sofort mit Papa im Garten zu spielen oder noch mal auf den Spielplatz zu gehen. Noah lud erstmals für den Nachmittag andere Kinder aus dem Kindergarten zu sich zum Spielen ein. Zum allerersten Mal bereitete die Mutter einen Kindergeburtstag vor und berichtete strahlend im Elterngespräch, dass sie vor diesem aufgeregter gewesen sei – Noah wurde vier Jahre alt – als vor jedem beruflichen Meeting, das sie bisher gehabt habe. Sie frage sich jetzt, wie es die Au-pairs alleine geschafft hätten, solche Kindergeburtstage zu organisieren und durchzustehen. Aber es wurde deutlich, wie stolz und glücklich sie war – weil sie jetzt auch in der Rolle der Bindungsperson war, die für Noah eine so große Bedeutung bekommen hatte, und weil sie Noahs »Innenwelt« besser verstand. Noah hatte nämlich begonnen, ihr viel mehr von dem zu erzählen, was ihn bewegte, ihr von seinen Träumen zu berichten, ihr Fragen über das Leben zu stellen und auch darüber, warum er früher immer mit den Au-pairs zusammen sein musste. Es wurde deutlich, dass Noah nie verstanden hatte, warum Au-pairs zu Hause waren und nicht seine Mutter. Die Begründung, Mama müsse arbeiten, habe er nie verstanden.

Auch der Vater war sehr glücklich, weil er nun eine deutliche Funktion innehatte: Noah in die Welt »hineinzuführen«, ihm das Dreiradfahren, später das Fahrradfahren beizubringen, das Schwimmen, Fußballspielen. Auch der Vater blühte regelrecht auf, weil er jetzt mit Noah Dinge unternahm, die sein Vater mit ihm nie getan hatte – was er sich als Junge aber sehnsüchtig von seinem Vater gewünscht hatte.

Mit der Einschulung konnte die Kinderspieltherapie beendet werden. Noah schaffte problemlos den Übergang in die Grundschule. Die Mutter nahm sich während des ersten Schuljahres noch weiter Zeit und war nur in Teilzeit beschäftigt, um Noah von der Schule abzuholen bzw. dann zu Hause zu sein, wenn Noah sie brauchte.

Dieses Beispiel zeigt sehr schön, wie auch bei einem Kind aus finanziell gut situierter Familie, bei intellektuell sehr begabten Eltern, durch die »Betreuungsarrangements« eine emotionale Vernachlässigung entstehen kann, die sich dann auch in einer Wachstums- und Entwicklungsverzögerung auswirkt. Die Therapie führte dazu, dass Noah zu mir in meiner Rolle eine sichere Bindung entwickelte, ebenso aber auch zu den Eltern; Noahs Gesamtentwicklung konnte so einen positiven weiteren Verlauf nehmen.

Gewalterfahrung

Wenn Kinder in einer Familie aufwachsen, in der sie sehr viel körperliche Gewalt erfahren, hat das einen gravierenden Einfluss auf ihre gesamte Entwicklung: die körperliche, soziale, emotionale und auch die kognitive. Wenn es zu gewalttätigen Handlungen von Eltern gegenüber ihren Kindern kommt, spielen oft wütende Reaktionen der Kinder auf Grenzsetzungen eine große Rolle. Häufig können die Eltern hiermit nicht gut umgehen, weil sie selbst in ihrer Kindheit Gewalt erlebt haben, und fühlen sich durch die Wutanfälle ihrer Kinder provoziert. Der Entstehungsmechanismus von Gewalt wird im Folgenden weiter erläutert:

Kindergartenkinder sind in einem Alter, in dem sie schon eigenständig Grenzen testen und ihre Frustration durch Wutanfälle zum Ausdruck bringen, wenn ihnen solche Grenzen gesetzt werden, weil sie sich eventuell bei der Exploration in Gefahr bringen könnten. Es ist nicht leicht, mit dem Protest, ja den heftigen Wutanfällen dieser Kinder umzugehen, weil sie schon so groß und stark sind, dass sie ihren Zorn ausgeprägt und nachdrücklich zum Ausdruck bringen können: Sie können sich dabei verletzen, wenn sie auf Gegenstände losgehen, wenn sie vielleicht gegen die Glastür rennen oder mit dem Kopf gegen die Glasscheibe des Fensters schlagen, gegen Türen treten oder auch Schubladen herausreißen, sich auf den Boden werfen und mit voller Wucht mit dem Kopf auf den Boden schlagen.

Beim Umgang mit solchen Wutanfällen sind klare Strukturen und Regeln vonseiten der Eltern erforderlich sowie ein klares, eindeutiges Verhalten. Im Hinblick auf eine bindungsorientierte Betrachtung bedeutet dies, dass die Mutter oder der Vater in der Lage sein müssen, die Grenzen auszusprechen, ihre Einhaltung durchzusetzen und das Kind bei Wutanfällen emotional zu begleiten, seine Wut ins Wort zu bringen, zu benennen. Zur Not müssen sie das Kind in einen Raum oder in eine Ecke bringen, wo es einen weichen Teppichboden gibt und sich das Kind nicht verletzen kann; sie sollten dem Kind ein Kopfkissen unter den Kopf legen, wenn es dazu neigt, mit dem Kopf auf den Boden zu schlagen. Auf jeden Fall sind die Eltern für Schutz und Sicherheit zuständig und müssen das Kind zur Not auch festhalten und körperlich begrenzen, wenn es so »ausrastet«, dass es dabei sich und andere verletzen könnte.

Gleiches Vorgehen ist auch im Kindergarten angezeigt. Wir nennen diese Art des bindungsorientierten Vorgehens »Time-intensive«, in Absetzung vom »Time-out«, bei dem ein Kind isoliert und alleine in sein Zimmer geschickt oder auf eine »stille Treppe« oder einen »stillen Stuhl« gesetzt wird, um sich »abzukühlen«. Die Isolation oder auch der Ausschluss aus der Gruppe ist für das Kind eine starke Bedrohung, weil es – aus evolutionärer Perspektive betrachtet – ohne die Gruppe nicht überleben kann. Von der Bindungsperson getrennt zu sein macht ihm große Angst; aus diesem Grunde lernen die Kinder, wenn sie ins »Time-out-Zimmer« müssen oder vor die Tür der Kindergartengruppe gestellt werden, ganz schnell, ihre Affekte, etwa ihre Wut, »hinunterzuschlucken« und nicht mehr laut zu schreien, um wieder rasch in die Gruppe zurückkehren zu können. Ein solches Verhalten ist sehr schnell mit Dissoziation verbunden, so dass die Kinder im schlimmsten Fall durch diese weitverbreitete Art von »Verhaltensmanagement« lernen, wie man schnell und gut Gefühle dissoziiert, d.h. abspaltet. Im späteren Leben, wenn es um Partnerschaft, Beziehung und Gefühle geht, kann diese Form, mit Wut und Frustration umzugehen, zu großen Schwierigkeiten führen: Erwachsene ziehen sich dann bei Konflikten in der Partnerschaft zurück, sprechen nicht mehr, »gehen aus dem Kontakt«, weil sie gelernt haben, dass Gefühle nicht erlaubt sind, schon gar nicht Wut, und weil sie nie dabei begleitet wurden, diese Gefühle ins Wort zu bringen.

Haben Kinder, die solche Wutanfälle bekommen, Eltern, die ebenfalls nicht gelernt haben, mit ihrer Wut umzugehen, so ist zu erwarten, dass diese Kinder die Eltern in ihren alten, nicht verarbeiteten Wutgefühlen aus ihrer eigenen Kindheit »triggern«. Das heißt, das Toben und Wüten des Kindes bringt die Eltern so in Rage, weil plötzlich in ihrem Inneren Schleusen aufbrechen und sie von heftigsten Gefühlen aus ihrer eigenen Kindheit geradezu überrannt werden. Nicht selten sind die Eltern, als sie selbst im Kindergartenalter waren, von ihren Eltern geschlagen worden, um sie in ihren Wutanfällen zu begrenzen. Nicht Schutz und Sicherheit, emotionale Begleitung in diesen heftigen Gefühlen, sondern Gewalt und körperliche Bedrohung waren dann in ihrem Erleben bestimmend.

Wenn Eltern solche traumatischen Erfahrungen nicht verarbeiten konnten, besteht die große Gefahr, dass sie bei Wutanfällen ihrer Kinder, die jetzt im Kindergartenalter sind, ähnlich reagieren und plötzlich ausrasten, etwa zuschlagen oder die Kinder in ihr Zimmer schicken, ihnen ein Time-out verordnen oder sie in einen dunklen Kellerraum sperren. Sie tun dies nicht aus Boshaftigkeit, sondern aus Ohnmacht und Hilflosigkeit, weil sie nicht wissen, wie sie mit den heftigen eigenen Gefühlen umgehen sollen, die ihre Kinder in ihnen ausgelöst haben. Oftmals ziehen sich solche Eltern dann auch zurück, weil sie Angst haben zuzuschlagen. Das Kind erlebt dann die Hilflosigkeit und Ohnmacht der Eltern vor ihren eigenen Gefühlen. Dies hinterlässt bei ihm ebenfalls ein Gefühl von Angst, Ohnmacht und Hilflosigkeit, weil es sieht, wie die Eltern nicht in der Lage sind, mit seinen heftigen Gefühlen umzugehen.

Wenn die Gefahr besteht, dass Eltern aus den beschriebenen Gründen gegenüber ihren Kindern gewalttätig werden, ist es natürlich besser, wenn sie den Raum verlassen, dem Kind am besten zudem sagen, dass sie dies tun, weil sie selbst so wütend sind, dass sie Angst haben »auszurasten«. Dann ist zumindest klar, dass sie das Kind nicht verlassen, um es zu bestrafen, und dass sie nicht die Beziehung zum Kind abbrechen oder die Bindung auflösen wollen, dass sie vielmehr selbst große Schwierigkeiten haben, mit ihren Gefühlen umzugehen. Die

Eltern sollten dem Kind allerdings sagen, dass sie sofort zurückkehren werden, wenn sie sich selbst wieder etwas beruhigt haben.

Fühlen sich Eltern durch die heftigen Wutanfälle ihres Kindes überfordert, weil sie selbst durch frühere Gewalterfahrungen traumatisiert sind und nie erlebt haben, wie Wut gut emotional von erwachsenen Bindungspersonen begleitet wurde, so sind sie, wie beschrieben, oft hilflos, sind ihrer eigenen Aggressivität ausgeliefert und es besteht die Gefahr, dass sie zuschlagen. Auf diese Weise kommt es zu einer Wiederholung von Gewalt über Generationen (vgl. den Abschnitt »Die transgenerationale Weitergabe von Erfahrungen der Eltern an ihre Kindergartenkinder«). In solchen Fällen brauchen sowohl das körperlich misshandelte Kind als auch die Eltern – bzw. die ganze Familie – Rat und Hilfe. Hier ist eine Psychotherapie dringend erforderlich, auch für die Geschwisterkinder, die unter Umständen Zeugen dieser Gewalt geworden sind.

Auch Zeuge von Gewalt zu werden kann großen Stress bedeuten; wenn die größeren Kinder etwa beobachten, wie ihren jüngeren Geschwistern Gewalt angetan wird und sie hilflos daneben stehen, leiden sie meist mit diesen mit und fühlen sich schuldig, weil sie ihnen nicht helfen und die elterliche Gewalt nicht stoppen konnten. Die Kinder können in der Regel auch nicht verstehen, warum ein Elternteil, oft die Mutter – manchmal auch der Vater – hilflos danebensteht, wenn der Vater – manchmal auch die Mutter – »ausrastet« und zuschlägt. Manchmal fühlen sich die Mütter oder Väter auch gekränkt und verletzt, erleben die Wutanfälle ihres Kindes als gegen sich gerichtete Provokation, so dass sie den jeweils anderen Elternteil, wenn dieser nach Hause kommt, auffordern, das Kind zu tadeln und durch körperliche Gewalt zu züchtigen.

In der Folge beschreibe ich ein Beispiel eines Kindes, das schon sehr früh, im Säuglings- und Kleinkindalter, immer wieder körperliche Gewalt durch seinen Vater erfahren hatte und von seiner Mutter nicht geschützt werden konnte, wie mir der Kinderarzt am Telefon im Vorfeld bei der Anmeldung berichtete. Es wuchs in einer Familie auf, in der das Aggressionspotential insgesamt hoch war und das Verhalten der Mitglieder zueinander prägte. Aus solchen frühen Erfahrungen, die sich dann im Kindergartenalter mit weiteren Gewalterfahrungen des Kindes fortsetzen können, könnte eine Bindungsstörung entstehen.

Beispiel: Ein Kindergartenkind nach Gewalterfahrung mit einer Bindungsstörung mit Hemmung des Bindungsverhaltens gegenüber seinen Eltern

Die Eltern wurden mit Ronja quasi zur »Zwangsberatung« zu mir geschickt. Ronja war ein sehr lebendiges, quirliges 6-jähriges Mädchen, das sofort zu mir Kontakt aufnahm und mit mir redete, den Raum durchschritt, nach Spielsachen fragte, dabei sehr distanzlos wirkte. Es deutete sich schon an, dass Ronja Grenzen überschreiten und mich dazu auffordern würde, »nein« zu sagen und Grenzen zu ziehen.

Die Eltern berichteten, sie seien vom Kinderarzt geschickt worden, weil sie sich mit Ronja »keinen Rat mehr« wüssten. Ihre Tochter sei furchtbar aktiv, ständig unterwegs, halte keine Grenzen ein, sei in ihrer Neugier, Dinge zu erkunden, nicht mehr zu bremsen. Dabei übersehe sie Gefahren, bringe sich oft in schwierigste Situationen, klettere auf Bäume, von denen sie nicht mehr runterkomme, habe sich in den letzten Monaten immer wieder verletzt. Bei einer solchen Kletteraktion habe sie sich den Unterarm gebrochen, mit Schubladen, die sie zum x-ten Mal verbotenerweise aufgemacht habe, habe sie sich mehrmals die Finger gequetscht.

Alle diese Probleme waren entstanden, weil es den Eltern nicht gelungen war, die Aktivitäten und die Erkundungen von Ronja zu begrenzen, sondern sie vielmehr oft ratlos danebenstanden, wenn ihre Tochter die nächste Grenzüberschreitung beging.

So fing sie auch im Erstgespräch an, in meinem Zimmer die Schubladen aufzumachen, was zur Folge hatte, dass ich sehr schnell und sehr klar: »Nein, stopp!«, zu ihr sagte, was Ronja aber scheinbar überhörte – sie tat so, als wäre sie taub. Dies änderte sich erst, als ich zu ihr ging, sie kurz an den Armen festhielt, sie anschaute und »nein!« sagte und dann mit ihr von den Schubladen wegging. Die Eltern waren ganz erstaunt, dass Ronja auf meine Intervention gehört und sich hatte »bremsen« lassen. Sie berichteten, dass es in vergleichbaren Situationen immer wieder zu einem »Kampf« gekommen sei und Ronja sich manchmal direkt auf den Boden werfe und mit den Füßen trete, spucke oder beiße; nicht selten sei es auch an einer Schublade zum Gerangel gekommen und Ronja hätte dabei ihnen, den Eltern, die Finger eingeklemmt.

Als Ronja sich kurze Zeit später den Kopf anstieß, sah ich, wie sie mit den Tränen kämpfte. Sie warf einen ängstlichen Blick zu ihren Eltern, lief dann in einem Bogen an diesen vorbei und kam auf mich zu. Kurz vor mir warf sie sich auf den Boden, schrie laut auf, um dann plötzlich zu verstummen und – mit wie eingefrorener Körperhaltung – an die Decke zu starren. Hier zeigt sich die Bindungsstörung mit Hemmung des Bindungsverhaltens. Die Eltern wirkten erschöpft, müde, verzweifelt, ratlos und schauten mich beide mit großen fragenden Augen an, nach dem Motto: Was sollen wir bloß mit diesem Kind tun? Man habe ihnen, so sagten sie, empfohlen, solche Wutanfälle zu ignorieren und auf keinen Fall darauf zu reagieren.

Ronja spielte später in einer Spielecke und lauschte sehr genau darauf, was die Eltern und ich miteinander besprachen. Sie wusste vermutlich sehr wohl, dass es um sie und ihr Verhalten ging.

Als die Eltern über Schwangerschaft und Geburt berichteten, wurde deutlich, dass dies für sie eine sehr anstrengende Zeit gewesen sein musste. Sie waren umgezogen, gleichzeitig hatte der Vater die Arbeitsstelle gewechselt und die Mutter hatte sich dann mit den beiden Kindern, dem Säugling Ronja und ihrer 1½ Jahre älteren Schwester, vollkommen überfordert gefühlt. Ronja sei von Anfang an ein Schreibaby gewesen, hochgradig irritabel, habe auf kleinste Geräusche mit Schreiattacken reagiert. Oftmals habe die Mutter sich keinen Rat mehr gewusst, als die schreiende Ronja im Kinderwagen in ein anderes Zimmer zu schieben und sie dort schreien zu lassen, bis sie sich schließlich beruhigt habe. In jener Zeit sei sie auch zweimal in der Kinderklinik behandelt worden, nachdem sie sich bei Stürzen verschiedene Knochenbrüche zugezogen hatte. Sie sei so ungeschickt und unberechenbar gewesen. Auch die Mitarbeiterin des Jugendamtes, die häufiger während der Woche vorbeigekommen sei, habe das Verhalten von Ronja nicht in den Griff bekommen. Vom Kinderarzt wusste ich, dass diese Behandlungen von Ronja wegen elterlicher Gewalt erfolgt waren.

Mit 1½ Jahren habe sie, die Mutter, Ronja in die Krippe gebracht, was sie sehr entlastet habe. Die Eingewöhnung sei damals kein Problem gewesen, schon nach drei Tagen sei Ronja in der Krippe geblieben. Sie habe sich relativ rasch von den verschiedensten Erzieherinnen beruhigen lassen, was die Mutter als besonderen pädagogischen Erfolg ihrer Erziehung bewertete, weil Ronja nicht so an ihr »klebte«. Die Mutter fand es schrecklich, wenn Kinder an ihren Eltern hingen, sich nicht trennen konnten, was sie auch öfter in der Krippe erlebt habe. Bei manchen Kindern – im Alter von Ronja – hätte die Eingewöhnung sage und schreibe drei bis vier Wochen gedauert, was sie ganz schrecklich fand.

Schon in der Krippe fiel auf, dass Ronja lange Wutanfälle haben konnte, in die sie sich »hineinschrie«, wobei sie manchmal die Luft anhielt und blau im Gesicht wurde. Offensichtlich hatten die Erzieherinnen aber eine gute Art, damit umzugehen, denn sie hätten Ronja diese Attacken sehr schnell abgewöhnt.

Mit drei Jahren sei Ronja dann in den gleichen Kindergarten gekommen wie ihre ältere Schwester. Eine Eingewöhnung sei nicht notwendig gewesen, da der Kindergarten ja im gleichen Haus gewesen sei, in dem sich auch die Krippe befand. Sie habe zwar die Erzieherinnen im Kindergarten nicht gekannt, aber diese hätten das Konzept vertreten, dass Kinder aus der Krippe beim Übergang in den Kindergarten keine Eingewöhnung mehr benötigten, da sie ja schließlich schon mit den Räumen vertraut seien. Die Erzieherinnen seien aber dennoch für Ronja neu gewesen, auch habe im Kindergarten »ein anderer Wind geweht«. Während die Kinder in der Krippe doch eher »verwöhnt« worden seien, habe Ronja im Kindergarten plötzlich sehr viel selbständig machen müssen – vom An- und Ausziehen über das selbständige Am-Tisch-Sitzen und Essen bis zum ruhigen Sitzen im Stuhlkreis: All dies sei ihr sehr schwergefallen.

Schon nach wenigen Tagen habe die Mutter einen ersten Anruf bekommen, dass Ronja schreckliche Wutanfälle bekomme, wenn sie ihren Willen nicht durchsetzen könne. Sie könne sich kaum an Grenzen und Strukturen halten. An einem anderen Tag berichteten die Erzieherinnen, dass sie ein Kind gebissen habe, was so »auf keinen Fall ginge«. Die Mutter war hierüber entsetzt und konnte sich Ronjas Verhalten nicht erklären. Vielleicht sei sie von einem anderen Kind provoziert worden und habe sich wehren müssen, so meinte sie. Während der letzten Monate in der Krippe habe sie immer positive Rückmeldungen über Ronjas gute Entwicklung erhalten.

In einem Gespräch mit den Erzieherinnen drängten diese dann gegenüber den Eltern sehr darauf, dass Ronja psychologisch untersucht werden solle, damit man klären könne, welche Hilfestellung notwendig sei. Die Erzieherinnen vermuteten eine Aufmerksamkeitsdefizit-/Hyperaktivitätsstörung, da Ronja kaum ruhig im Stuhlkreis sitzen konnte, oft aufsprang, wenn sie etwas tun sollte, Aufforderungen grundsätzlich nicht befolgte.

Die Situation eskalierte dann im Kindergarten, als Ronja mit einem Bauklotz in der Hand ein anderes Kind so heftig mehrfach ins Gesicht schlug, dass dieses Verletzungen und blaue Flecken im Gesicht davontrug. Die Erzieherinnen fürchteten, sie könnten wegen Verletzung ihrer Aufsichtspflicht verklagt werden, und drängten die Eltern verstärkt, Ronja in unserer Beratungsstelle vorzustellen.

Die bindungsdiagnostischen Untersuchungen und die weiteren diagnostischen Tests ergaben, dass Ronja eine Bindungsstörung mit Hemmung des Bindungsverhaltens hatte. Sie konnte kaum ruhig sitzen, legte erhebliche Zeichen von Hyperaktivität an den Tag und reagierte auf Grenzsetzungen in der spieltherapeutischen Diagnostik mit heftigen Wutanfällen. Sie warf dann alle möglichen Gegenstände durch die Gegend, riss Sachen aus dem Regal, konnte sich kaum selbst regulieren, sondern musste von der Therapeutin eins zu eins über eine halbe Stunde koreguliert werden, bis sie einigermaßen wieder ihre Fassung gefunden hatte. Schnell war klar, dass dieses Verhalten im Kindergarten nicht tragbar war und Ronja so in die Kindergartengruppe nicht integriert werden konnte.

Wir begannen mit einer intensiven Spieltherapie, die dreimal pro Woche stattfand. In den spieltherapeutischen Sitzungen machte Ronja intensive neue Erfahrungen; auch hier bekam sie extreme Wutanfälle, wenn ihr Grenzen gesetzt wurden, sie ging auch auf die Therapeutin los, warf Gegenstände nach ihr oder versuchte immer wieder einmal, sie zu beißen. Dabei wurde sie von der Therapeutin aber gehalten, begrenzt, während diese Ronjas Gefühle von Wut, Enttäuschung und Frustration verbalisierte. So gehalten zu werden, dabei emotional im Kontakt zu bleiben, war etwas, das Ronja bisher nicht kannte, hatte sie doch schon als Säugling erfahren, dass sie alleine in einem anderen Zimmer zurückgelassen wurde, wenn sie schrie.

In den Elterngesprächen konnten wir diese frühen Erfahrungen nochmals anschauen. Die Mutter berichtete noch detailreicher, wie sie sich von Ronajs Wutanfällen, ihrem Schreien überfordert gefühlt hatte und wie sehr sie sich immer mehr aus der Beziehung zu ihrer Tochter zurückgezogen hatte. Unter Schwierigkeiten, nach und nach, konnte die Mutter nachvollziehen, wie sehr Ronja, in Stress und Angst schreiend alleine in einem Zimmer zurückgelassen, Panik empfunden haben musste. Die Mutter berichtete jetzt, ihre bisherigen Schilderungen ergänzend, dass sie oft das Licht ausgemacht und die Rollläden heruntergelassen habe, wenn sie Ronja alleine im Raum zurückließ, weil sie davon ausging, dass das Kind sich in einem dunklen Zimmer schneller beruhigen könnte. Jetzt konnte sie sich rückblickend vorstellen, dass dadurch die Hemmung des Bindungsverhaltens ihr gegenüber entstanden sein könnte.

Bis heute konnte Ronja nicht alleine einschlafen; Dunkelheit machte ihr große Angst, sie begann dann zu weinen oder zu schreien, weil sie nur bei Licht einschlafen konnte. Auch nachts mit den Eltern noch unterwegs zu sein, etwa mit einer Laterne bei Sankt Martin durch die dunkle Nacht zu laufen, lehnte Ronja ab, weil sie vor Dunkelheit immer Angst hatte. Es hatte sich bei ihr also aus der frühen Erfahrung, im Dunkeln zurückgelassen zu werden, eine richtige »Dunkelphobie« entwickelt; die Eltern vermieden daher bis heute Situationen, in denen Ronja im Dunkeln war, weil sie sonst selbst im Beisein der Eltern mit Schreiattacken reagierte.

Die Wut und die Frustration, die Panik und Angst, die aus Ronjas frühen Erfahrungen resultierten, zeigten sich dann in der Spieltherapie. So spielte Ronja im Sandspiel immer wieder, dass bestimmte Spielfiguren isoliert und von den restlichen Sandspielfiguren »unbemerkt«, so Ronja, versteckt, in einer Höhle »begraben« wurden, »tot« waren. Vermutlich hatte die beschriebene frühe Isolation bei Ronja Gefühle von Ohnmacht und Todesangst ausgelöst.

Mit der Zeit entwickelten die Eltern für die Signale von Ronja, aber auch für ihre eigenen Bedürfnisse mehr Verständnis. Sie konnten adäquater Grenzen setzen und Ronja bei ihren Frustrationsausbrüchen emotionalen Halt und Unterstützung geben. Die Eltern liefen nicht mehr davon und schickten Ronja nicht mehr in ihr Zimmer, vielmehr blieben sie mit ihr in Kontakt und versuchten, eine gute Koregulation von Ronja umzusetzen.

Dies fiel der Mutter extrem schwer, so dass wir in den Elterngesprächen auf ihre eigenen frühen Erfahrungen zu sprechen kamen, die auch von Gewalt und Übergriffen ihrer Eltern ihr gegenüber geprägt waren, als sie im Kindergartenalter zornige Ausbrüche gehabt hatte. Schließlich begann die Mutter eine eigene Therapie, die für ihre weitere Entwicklung von großer Bedeutung war. Die Therapie half ihr ganz entscheidend, ihre eigenen frühen Erfahrungen von Zurückweisung, Ablehnung, Panik und Hilflosigkeit langsam zu verarbeiten und dadurch auch für die Gefühle, die Ronja erlebt hatte und erlebte, viel sensibler zu werden. Die eigene Therapie war ein bedeutungsvoller Beitrag zur Empathieentwicklung der Mutter. Hatte sie früher doch Gefühle, wie Ronja sie dann erlebte, selbst abgespalten; daher bedeuteten Ronjas Gefühle für sie eine Bedrohung – damit konfrontiert, war sie in eine Wiederholungssituation »gerutscht«, so dass sie so gewalttätig und zurückweisend mit Ronja umgegangen war, wie sie selbst es vonseiten ihrer Eltern erlebt hatte.

Ronja blieb sehr temperamentvoll und dynamisch, konnte aber gegen Ende der Therapie mit Grenzen und Strukturen viel besser umgehen und bei ihrer Mutter Hilfe suchen, wenn sie sich etwa beim Klettern verletzt hatte. Es war ihr sogar wichtig, dass diese Grenzen auch von der Therapeutin eingehalten wurden. Wenn diese etwas tat, was den besprochenen Regeln der Therapie nicht entsprach, protestierte Ronja relativ heftig und forderte die Regeln und Grenzen, aber auch Konsequenzen der Regelverletzungen ein. Auf Grenzsetzungen erfolgte nun nicht mehr ein ungesteuerter Wutanfall Ronjas, vielmehr konnte sie jetzt über ihre Gefühle von Wut und Enttäuschung oder auch Ärger sprechen und diese auch im Spiel zum Ausdruck bringen. Die Rückmeldungen aus dem Kindergarten, aus dem sie vorübergehend – nämlich für vier Wochen – »befreit« worden war, wurden zunehmend positiver, was die Eltern auch sehr freute. Es bestand somit gute Hoffnung, dass Ronja bis zum Schuleintritt ausreichend emotionale Fähigkeiten zur Selbstregulation entwickelt haben würde, um dann auch in der Schule den dort gestellten Aufgaben gewachsen zu sein.

Der Vater trennte sich während der Kindertherapie von der Mutter, so dass diese schließlich auf Initiative des Jugendamtes zusammen mit Ronja und ihrer älteren Schwester in ein Mutter-Kind-Projekt aufgenommen wurde, was ebenso zur Stabilisierung und zu einer besseren Beziehung zwischen der Mutter und Ronja beitrug.

Diese Geschichte schildert sehr deutlich, wie eigene unverarbeitete traumatische Erlebnisse in der Beziehung mit dem eigenen

Kind wiederholt werden können und sich die Situation dann beim Kind, z. B. im Kindergartenalter, entsprechend zuspitzt.

Wir sehen sehr viele Kinder mit ähnlicher Problematik, die schon im Kindergartenalter in der Gruppe »nicht tragbar« sind, weil sie dort so extrem ihren Gefühlen ausgeliefert sind und sich nicht oder kaum selbst beruhigen und steuern können; eigentlich bräuchten sie dann eine Eins-zu-eins-Betreuung durch eine Erzieherin, dies ist aber bei der gegebenen Personalsituation oft nicht möglich. Ihre Eltern können sie oft nicht als sichere Basis zur Beruhigung nutzen, weil sie wegen der vielfältig erlebten Bedrohungen durch ihre Eltern vor diesen Angst haben und sich nicht zum Schutz an diese wenden können. Im Gegenteil: Sie zeigen eine Bindungsstörung mit Hemmung des Bindungsverhaltens gegenüber den Eltern, so wie ich dies bei Ronja auch im Erstgespräch beobachten konnte, als sie – trotz Schmerzen, nachdem sie sich den Kopf gestoßen hatte – an ihren Eltern vorbeilief und dann einen Wutanfall bekam und ihre Eltern – ganz resigniert und erschöpft – auf sie nicht mehr reagierten.

Wird die Kindergartenzeit doch noch überbrückt, kommt es dann regelmäßig in der Schule zur Zuspitzung, was etwa zum Schulausschluss und zur Versetzung in eine Schule für sozial-emotionales Lernen führen kann. Aber selbst in einer Gruppe von sechs Kindern reicht der Betreuungsschlüssel auch in einer solchen Schule oft nicht aus, um diese Kinder einigermaßen gut auf ihren Entwicklungsweg zu führen. Eine kindertherapeutische Behandlung vor der Schulzeit – wie bei Ronja – sowie zusätzlich eine intensive Elternberatung, eventuell eine eigene Therapie von Vater oder Mutter, sind grundlegend, damit die Kindergartenzeit für diese Kinder doch noch zu einer entwicklungsfördernden Erfahrung wird, um sie dann mit besseren Fähigkeiten der Affektkontrolle in der Schule aufnehmen zu können. Bis zum Schulalter wird in der Regel erwartet, dass die Kinder in der Lage sind, ihre Affekte sowie ihre motorischen Impulse selbst ausreichend zu kontrollieren, damit sie konzentriert in einer Gruppe von Kindern dem Schulunterricht folgen können.

Trennungsschwierigkeiten mit einer Bindungsstörung mit übersteigertem Bindungsverhalten

Schon im Säuglingsalter wenden sich Kinder, wenn sie Angst haben, an ihre Bindungspersonen. Das Bindungssystem ist so angelegt, dass es bei Ängsten, die durch äußere Umstände oder innere Gefühle entstehen, aktiviert wird und das Kind die Bindungsperson aufsucht, um sich durch Körperkontakt beruhigen zu lassen.

Bei Kindern, die bindungssicher sind, funktioniert dies sehr gut. Sie suchen die Bindungsperson auf, möchten auf den Arm genommen werden, lassen sich im Körperkontakt trösten, daraufhin kommt das Bindungssystem zur Ruhe und sie können unmittelbar danach weiterspielen und explorieren (vgl. oben den Abschnitt »Gesunde Entwicklung« in Teil 2).

Wenn Kinder aber Eltern oder eine andere Hauptbindungsperson haben, die selbst an einer Angst- und Panikstörung leiden, wird es sehr schwierig, durch diese Person Beruhigung zu erfahren. Im Gegenteil: Wenn ein Kind in dem Moment, in dem es sich mit seiner Angst an die Bindungsperson wendet, deren angstvolles Gesicht sieht, so kann es dadurch noch mehr Angst erleben und es kann geschehen, dass sich die Angst der Bindungsperson, z.B. der Mutter oder der Erzieherin, auf das Kind überträgt. Wenn das Verhalten des Kindes – wie sich erbrechen, nicht essen, nicht einschlafen können, weinen – bei der Bindungsperson besondere Ängste auslöst, das Angst- und Paniksystem der Mutter geradezu »triggert«, dann wird die Mutter selbst von Ängsten überflutet. Sie kann dann auf das ängstliche Verhalten des Kindes, das Nähe sucht und auf den Arm genommen werden will, nicht mehr adäquat reagieren.

Wir haben dann den Fall, dass zwei Personen, die beide Angst haben, einander zu trösten versuchen. Es kann passieren, dass sich die Angst bei Mutter wie Kind immer mehr hochschaukelt. Da das Kind aber viel weniger entwickelt ist, sich die Situation kognitiv auch noch nicht erklären kann, muss man damit rechnen, dass sich die Ängste des Kindes entsprechend zur Panik steigern. Nur wenn die erwachsene Bindungsperson klüger, weiser, ruhiger ist und weniger Angst hat als das Kind, kann sie im oben beschriebenen Sinne eine *sichere* Bindungsperson für das Kind sein.

Beispiel: Generalisierte Angststörung der Mutter und Bindungsstörung des Kindes mit hyperaktiviertem Bindungssystem

Die Eltern stellten ihre 5-jährige Tochter Sonja in unserer Beratungsstelle vor, weil ihnen vom Kinderarzt dringend geraten wurde, das Kind wegen seiner Ängste untersuchen zu lassen. Besonders drängte der Kinderarzt darauf, dass Sonja nun doch endlich den Kindergarten besuchen solle, weil sie dringend Gruppenerfahrungen brauche.

Sonja war ein hübsches, blondes Mädchen, das sehr schick gekleidet mit ihrer Mutter zum Erstgespräch kam. Die Mutter berichtete sehr ausführlich, dass sie schon verschiedene kürzere Versuche gemacht habe, Sonja in den Kindergarten zu bringen und dort zu integrieren. Erstmals habe sie Sonja zum Kindergarten gebracht, als diese 3½ Jahre alt war; selbst eine 4-wöchige Eingewöhnungsphase sei schlussendlich nicht erfolgreich gewesen. Der nächste Versuch erfolgte ein Jahr später, aber eine 3-wöchige Eingewöhnungszeit habe nicht dazu geführt, dass Sonja es geschafft habe, ohne Mutter im Kindergarten zu bleiben. Nur wenn diese in ihrer Nähe gewesen sei, habe sie, wenn auch mit Anspannung, dort spielen können. Jetzt stünde eine erneute Eingewöhnung an, der Kinderarzt mache großen Druck, dass Sonja nun endlich den Kindergarten besuchen und Erfahrungen mit anderen Kindern sammeln solle, bevor sie dann mit sechs Jahren in die Schule ginge.

Als die Mutter dies berichtete, brach sie in Tränen aus. Sie könne sich gar nicht vorstellen, sich von ihrem Kind zu trennen, es alleine im Kindergarten zurückzulassen, Sonja sei zwar schon fünf Jahre alt, aber in vielem noch so unselbständig, so ängstlich – wie solle sie dann in der heutigen rauhen Welt des Kindergartens zurechtkommen? Die Mutter meinte, sie habe schreckliche Geschichten von Gewalt und Übergriffen unter den Kindern im Kindergarten gehört.

Als ich der Mutter meinen Eindruck zurückspiegelte, ihre Schilderungen wirkten so, als könne sie sich gar nicht vorstellen, dass Sonja den Kindergartenbesuch überlebe, als wäre dieser für ihre Tochter eine lebensbedrohliche Situation, nickte sie und stimmte zu: Ja, für ihr Empfinden sei der Kindergarten eine lebensbedrohliche Situation.

Ich machte der Mutter deutlich, dass ich sie als sehr ängstlich und besorgt erlebte, nicht nur in Bezug auf Sonja, sondern dass sie, wie mir scheine, insgesamt ein eher ängstlicher Mensch sei. Die Mutter stimmte dem ohne Einschränkung zu und begann erneut zu weinen. Sie sei als Kind auch sehr ängstlich gewesen, habe sich nicht getraut, etwas alleine zu unternehmen, habe immer »an Mutters Rockzipfel gehangen«, habe den Kindergarten nicht besucht und fürchte jetzt, dass sich ihre Geschichte mit Sonja wiederholen könne.

Bei der Schilderung des Alltags wurde sehr schnell klar, dass Sonja und ihre Mutter den ganzen Tag über fast immer Sichtkontakt hatten. Sonja, so die Mutter, spiele zu Hause immer dort, wo sie auch sei, sie könne nicht alleine in den Keller gehen, um Wäsche aufzuhängen, ohne dass Sonja mitkomme. Auch nur zwei Minuten alleine in einem anderen Zimmer zu sein halte ihre Tochter nicht aus. Manchmal gehe es ihr auf die Nerven, von Sonja so »beschattet« zu werden, oft sei sie aber froh, Sonja in ihrer Nähe zu haben, weil sie dann wisse, dass es ihr gutgehe.

Als die Mutter dies weinend berichtete, setzte sich Sonja auf deren Schoß, kuschelte sich an sie, gab ihr schließlich von sich ein Taschentuch und trocknete ihre Tränen – sehr um die weinende Mutter besorgt. Mutter und Kind schienen wie miteinander verschmolzen, schließlich weinten beide, und es war für mich als Außenstehenden nicht klar, wer von beiden jetzt mehr Angst hatte und bedürftiger war, wer schon unter einer erst vorgestellten Trennung mehr litt.

In einem Einzelgespräch mit der Mutter wurde sehr schnell klar, dass diese unter einer generalisierten Angststörung litt. Schon seit Jahren, so sagte sie, könne sie nicht allein sein, sie brauche immer einen Menschen in ihrer Nähe, dies sei schon in ihrer Kindheit so gewesen, Trennungen fielen ihr extrem schwer. Wenn ihr Mann außer Haus sei, lebe sie den ganzen Tag unter Hochspannung. Aus diesem Grunde sei sie auch sehr froh gewesen, dass Sonja bisher bei ihr zu Hause war, das habe ihr ein gewisses Gefühl der Sicherheit vermittelt. Die Vorstellung, dass Sonja jetzt in den Kindergarten gehen und sie tagsüber alleine zu Hause sein solle, entlaste sie keineswegs, es sei für sie eine »Horrorvorstellung«.

Ich war erstaunt, wie sehr die Mutter bei der Schilderung ihrer Ängste in Stress geriet, sie begann wieder zu weinen und sah mich hilfesuchend an, so als wolle sie sagen: »Bitte, tun Sie alles dafür, dass meine Tochter nicht in den Kindergarten gehen muss!« Sie wisse ja, dass sie sich spätestens mit deren Schuleintritt von ihrer Tochter trennen müsse, aber die Zeit bis dahin könnten sie doch noch sehr gut nutzen und genießen. Kinder könnten doch auch aufwachsen und gedeihen, wenn sie den Kindergarten nicht besucht hätten. Zudem seien die Bedingungen im Kindergarten keineswegs rosig, entwicklungsfördernd, sondern es gebe dort zum Teil schreckliche Zustände, die sie eigentlich ihrem Kind auch nicht zumuten wolle. Lediglich der Druck des Kinderarztes habe sie jetzt dazu gebracht, noch einmal darüber nachzudenken, Sonja in den Kindergarten zu geben; eigentlich hätte sie dieses Kapitel für sich schon abgeschlossen gehabt. Für sie – und so sei es auch mit ihrem Mann besprochen – sei klar, dass Sonja sich erst dann von ihr trennen müsse, wenn sie in die Schule zu gehen habe. Es wurde klar, dass Sonja auch keine Freundinnen hatte, die zu ihr nach Hause zum Spielen gekommen wären, und dass sie, die Mutter, zu Hause Sonjas einzige Spielgefährtin war.

Der Versuch einer Bindungsdiagnostik scheiterte, weil sich Sonja nicht von ihrer Mutter trennen konnte. Sobald die Mutter aufstand, um den Raum zu verlassen, lief Sonja hinterher, nahm sie an der Hand, begann zu weinen, weil sie schon durch die fremde Situation des Raumes und die Untersucherin großen Stress hatte. Überhaupt schien die diagnostische Untersuchung mit der Vorstellung einer Trennung bei Mutter wie Tochter großen Stress ausgelöst zu haben, was beide auch bestätigten. Sonja sagte, sie wolle auf keinen Fall, dass die Mutter ginge. Im Gegenzug versicherte die Mutter Sonja immer wieder, dass sie nicht gehen werde und sie nicht alleine zurückließe.

In einer erweiterten Anamnese der Herkunftsfamilie kam eine interessante Geschichte zu Tage. Sonjas Großmutter mütterlicherseits, Birgit, war auf der Flucht aus Ostpreußen »verloren« gegangen, d.h. sie hatte während der Flucht ihre Eltern verloren, war dann von fremden Menschen aufgenommen worden. Es hatte mehrere Jahre gedauert, bis sie durch die Hilfe des Roten Kreuzes schließlich ihre Eltern wiedergefunden hatte. Birgits Eltern hatten seinerzeit vermutet, dass ihre Tochter umgekommen sei, und dasselbe hatte Birgit von ihren Eltern angenommen. Umso größer, so erzählte Sonjas Mutter jetzt, sei damals die Freude gewesen, dass alle die Flucht überlebt hatten.

Es fällt schwer, sich vorzustellen, wie groß die Angst gewesen sein muss, welche die Großmutter erlebt hatte, als sie mit fünf Jahren auf der Flucht ihre Eltern verlor. Sie muss Panik und Ohnmacht sowie das Gefühl der Todesbedrohung empfunden haben. Diese Erfahrung tiefsitzender Angst hatte die Großmutter offensichtlich an ihre Tochter – Sonjas Mutter – weitergegeben. Diese litt, wie gesagt, unter einer generalisierten Angststörung; sie saß während des Gesprächs stets auf der Stuhlkante, so als müsse sie jederzeit aufspringen und fliehen können. Die lebensgefährliche Bedrohung, welche die Großmutter, Birigit, erlebt hatte, existierte zwar nicht mehr, aber das Gefühl der großen Ohnmacht und Bedrohung lebte offensichtlich weiter.

Es war sehr erhellend, als die Großmutter zu einem weiteren

Anamnesegespräch mitkam. Jetzt hatte ich Mitglieder dreier Generationen mit einer ausgeprägten generalisierten Angststörung vor mir sitzen: die Großmutter, die Mutter und auch Sonja. Trennung bedeutete, die Eltern zu verlieren, zu sterben, allein zu sein, nicht zu wissen, ob man seine Eltern je wiedersehen würde. Vor diesem Hintergrund wurde verständlich, dass sich die Mutter so sehr an Sonja anklammerte und diese auf keinen Fall abgeben wollte. Sie fühlte sich bei der Vorstellung, Sonja im Kindergarten zurückzulassen, geradezu schuldig, verbunden mit der Phantasie, ihre Tochter womöglich nicht gesund oder überhaupt nicht wiederzusehen, wenn sie wenige Stunden später zurückkam, um Sonja abzuholen.

Wir führten mehrere Gespräche mit der Großmutter und der Mutter zusammen und fanden heraus, dass es zwar aus den beschriebenen Gründen eine familiäre transgenerationale generalisierte Angstproblematik gab, dass aber mit Sonjas Vater auch eine wichtige konstante, sichere Bezugsperson vorhanden war. Es war interessant, dass Sonja kaum Schwierigkeiten hatte, mit dem Vater das Haus zu verlassen und die »Außenwelt« zu erkunden, und dass sie auch kein Problem damit hatte, sich auf dem Spielplatz vom Vater zu trennen, um mit anderen Kindern ausgelassen zu spielen. Die Angstsymptomatik war also stark mit der Beziehung zwischen der Mutter und der Großmutter und der transgenerationalen Weitergabe der Ängste verbunden.

In der bindungsorientierten Kinderspieltherapie konnte Sonja zunächst nicht alleine, d.h. ohne die Mutter, im Spielzimmer sein. Zunächst saß Sonja nur auf dem Schoß ihrer Mutter, und nur in dieser Position war es ihr möglich, etwas Ruhe zu finden und sich auf das Spiel mit der Kindertherapeutin einzulassen. Sie sprach wenig, machte aber intensiv deutlich, dass die Mutter mitspielen solle und es ihr absolute Sicherheit gab, wenn diese im Zimmer war. Erst nach 40 (!) Therapiestunden war es der Mutter möglich, draußen vor der Tür des Spieltherapiezimmers Platz zu nehmen, und Sonja konnte alleine ins Spielzimmer kommen. Während der 50-minütigen einzelnen spieltherapeutischen Sitzungen musste Sonja immer wieder einmal schnell die Tür aufmachen und prüfen, ob die Mutter immer auf sie wartete.

Mit der Zeit – während der nächsten zehn Therapiestunden – wurde Sonja deutlich ruhiger und konnte sich besser auf das Spiel im Therapiezimmer einlassen. Dabei konnte sie jetzt auch die verschiedenen Spielsachen – die Kasperlepuppen, das Sandspiel und auch Regelspiele – für sich entdecken und mit der Spieltherapeutin in ein verstärktes interaktives Spiel eintreten. Es fiel auf, dass ihre Spielinteraktionen sehr konkretistisch waren und es wenig Symbolspiel gab. Nach ca. 65 Stunden traten erstmals symbolisierte Spielanteile auf, d. h. sie spielte mit Gegenständen, Szenen und übertrug der Therapeutin bestimmte Rollen; dabei konnten jetzt bestimmte Gegenstände für andere Dinge stehen: Ein Bauklotz konnte jetzt das Telefon sein, ein Schal ein hübsches Kleid und Sonja genoss es zusehends, mit der Therapeutin Rollenspiele in Szene zu setzen. Dazu brauchte sie nur wenige Requisiten, denn die Therapeutin verstand ja auf Anhieb, was das Kind mit bestimmten Gegenständen symbolisch andeuten wollte.

Ein großes Thema war die »Hochzeit« – immer wieder spielte sie Hochzeit, wobei es regelmäßig um die Trennung der Braut von ihren Eltern ging. Vordergründig war dies ein ödipales Thema, darunter lag aber das große Thema der Trennungsangst und der Trennungsschwierigkeiten. Gleichzeitig konnte an der triangulären Vision und Vorstellung gearbeitet werden, dass der Vater – im Spiel: der Bräutigam – die Braut (Sonja) aus den bindungsunsicheren Verstrickungen mit der Mutter löste. Dem Vater kam zweifellos eine wichtige Rolle bei der Bewältigung der Ablösungsangst zu. In den Elterngesprächen konnte ich ihm dies deutlich machen und ihm erklären, dass er seine besondere Position nutzen sollte, um mit Sonja mehr alleine zu unternehmen, um damit ihre Autonomie und ihre Ablösung von der Mutter im Sinne einer gesunden, sicheren Exploration zu fördern. Der Vater nahm dies gerne auf, betonte aber immer wieder, dass er diese Rolle eigentlich nicht übernehmen dürfe, weil er ja wisse, wie schlecht es dann seiner Frau ginge.

Aus diesem Grunde kam die Mutter, die eine eigene Therapie für sich abgelehnt hatte, jetzt wöchentlich zu mir zur Einzelberatung. Dabei ging es weniger um Sonja als um ihre eigenen Ängste. Mehrere Gespräche führte ich gemeinsam mit Großmutter und Mutter, damit beide sich nochmals über die früheren Geschichten von Flucht und Vertreibung austauschen konnten. In diesen Gesprächen wurde deutlich, wie eng Mutter und Großmutter miteinander verbunden waren: Sie saßen Seite an Seite, so als müssten sie miteinander aufpassen, dass sie nicht auf der Flucht getrennt würden, wobei – dies zur Erinnerung – in Wirklichkeit ja nur die Großmutter ihre Eltern auf der Flucht verloren hatte.

Während ich mit den beiden Frauen an dieser transgenerationalen Geschichte arbeitete, kam der Tag, an dem Sonja die Therapeutin in der Kindertherapiestunde fragte, ob sie denn jetzt in den Kindergarten gehen dürfe. Ihre Therapeutin nahm diese Frage gerne auf und sagte ihr, dass sie dies gerne mit Mutter und Vater besprechen wolle. Wir fanden heraus, dass die Trennung und Sonjas Eingewöhnung einfacher sein könnten, wenn der Vater die Tochter morgens in den Kindergarten brächte, während die Mutter gleichzeitig emotional gut versorgt würde, d. h. etwa mit mir telefonieren könnte. Für die kommende Woche wollten wir einen Versuch starten. Sonja und Vater waren hierzu auch gerne bereit, während die Mutter ängstlich und skeptisch reagierte und es ihr mit dem Gedanken noch sichtbar schlechtging. Ich verabredete daher mit ihr, dass sie morgens mit mir telefonischen Kontakt haben sollte, während der Vater mit Sonja die Eingewöhnung im Kindergarten durchführen würde; ein solches Vorgehen planten wir für die kommenden 14 Tage.

Die Eingewöhnung mit dem Vater verlief relativ unproblematisch und unspektakulär. Sonja konnte seine Anwesenheit im Kindergarten zunächst genießen, um gemeinsam mit ihm und der neuen Erzieherin Maria zu spielen, konnte sich, wenn er dann ging, aber gut von ihm trennen. Maria wurde für Sonja aufgrund ihrer Feinfühligkeit relativ rasch zu einer weiteren Bindungsperson und einer sicheren emotionalen Basis. Sonja folgte Maria anfangs wie ein Schatten, sie wollte auf ihrem Schoß sitzen, ließ sich auch von ihr trösten. So war Maria dann in der Kindergartengruppe der Ausgangspunkt für weitere Bindungsbeziehungen mit den anderen Erzieherinnen.

Die Mutter holte Sonja jeweils nachmittags vom Kindergarten ab und war hoch erfreut, dass Sonja jetzt so gut im Kindergarten bleiben und dort auch Spaß beim Spielen haben konnte. Sie selbst schilderte mir dann jeweils in den morgendlichen Telefonaten, dass sie zwar den ganzen Morgen an Sonja dachte, aber – dank der Beruhigung durch unsere kurzen Telefongespräche – nicht mehr den Impuls verspürte, sich sofort auf den Weg zu machen und ihre Tochter vorzeitig aus dem Kindergarten abzuholen. Als die Mutter sah, dass es Sonja im Kindergarten gutging, als diese begeistert von dort erzählte und immer mehr aufblühte, zudem in Bezug auf viele Fertigkeiten geradezu einen Entwicklungsschub erlebte, jetzt auch Freunde nach Hause einlud, beruhigte sich die Mutter immer mehr. Sie selbst arbeitete aber noch länger mit mir an ihrer Trennungsproblematik. Jetzt war sie an einem Punkt angekommen, wo sie mich nach einer Therapeutin für sich selbst fragte, was ich sehr gerne hörte, so dass ich mich freute, ihr bei der Vermittlung behilflich sein zu können.

Sonja nutzte das letzte Jahr im Kindergarten noch sehr intensiv und konnte viele Erfahrungen nachholen, die andere Kinder bereits ab dem dritten Lebensjahr gemacht hatten. Sie wurde eine sehr aufgeweckte, quirlige Erstklässlerin, die von der Mutter bis vor die Schule begleitet wurde, dann die letzten Meter aber alleine ging. Der Beginn der Schulzeit und die damit verbundene Trennung waren für die Mutter nochmals eine große Belastung. In jener Zeit kam sie wiederum für einige Stunden zu Einzelgesprächen zu mir, um besser zu verstehen, wieso die jetzige »Trennung« aufgrund der Einschulung ihre alte Angst-Symptomatik, besonders im Zusammenhang mit einem »Verlust durch Trennung«, aktiviert hatte. Sie konnte viel von dieser Problematik in ihre jetzige Einzeltherapie einbringen, wollte aber doch das eine oder andere mit mir besprechen, weil ich doch, wie sie meinte, Sonja und sie so gut verstanden hätte.

Dieses Beispiel ist typisch dafür, wie eine Erfahrung von Angst und Panik sich über verschiedene Generationen übertragen kann und dann auch mit dem Enkelkind – der Indexpatientin – reinszeniert wird. Solche generalisierten Angststörungen mit einer systemischen Komponente und entsprechenden Trennungsschwierigkeiten können als Bindungsstörung mit übersteigertem Bindungsverhalten klassifiziert werden und sind nach meiner Erfahrung nicht so selten. Allein in unserer Ambulanz betreuen und sehen wir immer wieder Kinder und auch Jugendliche, die zu Hause beschult werden, noch nie einen Kindergarten oder eine Schule von innen gesehen haben, weil eine Trennung von einem Elternteil nicht möglich ist. Wenn es mit Unterstützung des Kinderarztes gelingt, Kinder mit einer solchen Problematik sehr früh, also schon im Kindergartenalter, in der Kindertherapie zu sehen, besteht eine guten Chance, den Eltern zu helfen, dass sie ihre Ängste verarbeiten können, und damit auch für das Kind den Weg zu öffnen, damit es sich für die weitere Erkundung der Welt von seiner Bindungsperson trennen kann. Das Beispiel zeigt auch, wie wichtig weitere Bindungspersonen – etwa der Vater – für ein Gelingen der Behandlung sind.

Angst- und Panikstörungen nach akuten Trennungen

Selbst Kinder, die eine sichere Bindungsbasis haben, können bei bestimmten Lebensumständen Symptome von Angst und Panik entwickeln, wenn nämlich das bisherige familiäre Gefüge, das bisher Sicherheit und Schutz gab, vorübergehend oder sogar dauerhaft zusammenbricht.

Dies ist besonders dann der Fall, wenn die Eltern plötzlich als Bindungspersonen wegfallen, etwa beim Tod von Vater oder Mutter durch einen Unfall, beim Suizid eines Elternteils oder auch durch Trennung und Scheidung der Eltern. Eine Scheidung bedeutet zwar nicht einen Wegfall der emotionalen Präsenz und Sicherheit der Eltern für immer, dennoch erschüttert sie das Bindungssystem des Kindes ganz erheblich. Oft gehen der Trennung der Eltern belastende Auseinandersetzungen, Streit bis hin zur Gewalt voraus, so dass die Kinder alleine schon hierdurch extremen Stress erleben, Angst bekommen, sich ohnmächtig und hilflos fühlen. Sie möchten sich gerne wegen ihrer Angst an ihre Bindungsperson wenden, doch dies ist nicht in ausreichendem Maße möglich, weil die Eltern durch ihren Streit selbst so von ihren Problemen absorbiert sind, dass sie keine Ressourcen mehr haben, um die Not und die Aktivierung des Bindungssystems der Kinder wahrzunehmen und um sie zu stabilisieren und zu stützen.

Nicht selten entwickeln die Kinder in dieser Situation körperliche Symptome wie Schlafstörungen, Essstörungen, Einnässen, Einkoten, manchmal werden sie auch hyperaktiv, unkonzentriert, unaufmerksam oder es kommt zu aggressiven Verhaltensstörungen. Gelegentlich entwickeln sich auch somatoforme Schmerzstörungen und – bei noch größerer stressvoller Belastung – sogar dissoziative Störungen mit Lähmungserscheinungen, Sensibilitätsstörungen und ähnlichen symbolträchtigen Symptomen, die jeweils die innere Not des Kindes zum Ausdruck bringen.

Beispiel: Ein Kindergartenkind mit Trennungsproblemen, Angst- und Panikanfällen nach der Scheidung der Eltern

Die vierjährige Lydia wurde mir vorgestellt, weil sie immer größere Schwierigkeiten hatte, nachts alleine einzuschlafen, sie wolle immer wieder die Hand der Mutter halten. Diese war ganz verzweifelt; solche Schwierigkeiten hätte es die letzten drei Jahre nicht mehr gegeben, Lydia sei schon mit einem Jahr ganz problemlos alleine eingeschlafen, es habe genügt, das Licht im Treppenhaus anzulassen und auf ihr Rufen zu reagieren, wenn sie sich noch mal versichern wollte, dass die Eltern da waren. Auch falle es Lydia zunehmend schwerer, sich morgens von der Mutter zu verabschieden, wenn diese sie zum Kindergarten gebracht habe. Das Mädchen stehe dann immer wieder an der Tür des Kindergartens, komme wieder heraus, laufe wieder zu ihr, wolle sie nochmals drücken und sage dann wortwörtlich zu ihr: »Mama, ich habe Angst, du darfst nicht gehen, Mama, bleib hier!« Lydia könne sich dann so in ihre Angst hineinsteigern, dass sie sich plötzlich am Bein der Mutter festklammere, wieder auf den Arm genommen werden wolle und anfange, bitterlich zu schluchzen.

Schwangerschaft, Geburt und auch das erste Lebensjahr, so berichtete die Mutter, seien »vollkommen unauffällig« gewesen. Lydia sei ein Wunschkind gewesen, habe sich eher schneller als erwartet entwickelt, sie habe schon mit 11 Monaten gelernt zu laufen und im zweiten Lebensjahr eine für ihr Alter schon weit fortgeschrittene Sprachentwicklung gehabt, die den Eltern große Freude bereitet habe.

Das letzte Jahr, so berichtete die Mutter, sei sehr stressvoll gewesen, weil der Vater eine neue Arbeitsstelle in einer ca. 100 km entfernten Stadt bekommen habe. Er habe sich dann unglücklicherweise in eine Arbeitskollegin verliebt, eine neue Beziehung begonnen und sei vor einem halben Jahr schließlich ausgezogen. In der Übergangszeit habe es sehr viel Streit gegeben, sie, die Mutter, sei bitter enttäuscht gewesen, habe auch sehr depressive, verzweifelte Phasen gehabt, bis dahin, dass sie erstmals in ihrem Leben Gedanken gehabt hatte, dass sie eigentlich nicht mehr leben wollte. Bei den häufigen Streitigkeiten sei es einmal sogar zu einer handgreiflichen Auseinandersetzung gekommen. Daraufhin habe sie ihren Mann aufgefordert, am folgenden Wochenende auszuziehen, oder sie würde die Polizei rufen. Sie erlebte die damaligen Zeit als sehr bedrohlich, habe sich selbst nicht mehr wiedererkannt, weil sie auch bei sich so starke aggressive Gefühle entdeckt hatte, die sie bis dahin für nicht möglich gehalten habe.

Seit dem Auszug ihres Mannes schlafe Lydia jetzt bei ihr im Bett, könne nicht mehr alleine einschlafen, wolle, dass sie abends bei ihr am Bett sitze, ihre Hand halte, bis sie eingeschlafen sei. Nachts träume sie sehr unruhig, wälze sich hin und her, wache oft schreiend auf, habe Alpträume, bei denen sie, die Mutter, Lydia aber durch Körperkontakt beruhigen könne. Morgens sei das Mädchen dann etwas müde, quengelig, hänge an ihr, wolle am liebsten auf ihrem Schoß sitzen, sich nicht fertigmachen, um in den Kindergarten zu gehen. So etwas kenne sie gar nicht, vielmehr sei ihre Tochter schon mit drei Jahren mit großer Freude und Begeisterung in den Kindergarten gegangen.

Als ich eine inhaltliche Verbindung zwischen einerseits der Trennung der Eltern mit dem Auszug des Vaters, den Streitigkeiten und andererseits der Angst, die Lydia gehabt haben musste, dass nämlich auch die Mama noch weggehen und sie schließlich ganz alleine zurückbleiben könnte, und ihren Symptomen herstellte, sah mich die Mutter zunächst etwas verwundert an und meinte dann: »Naja, so schlimm war es ja auch nicht, dass sie (Lydia) jetzt so verrückt spielen muss!« Ich nahm an, dass der Mutter schon klar war, dass es hier einen Zusammenhang geben konnte; wie sich im späteren Verlauf des Gespräches zeigte, verursachte dies bei ihr aber so starke Schuldgefühle, dass sie den Gedanken gleich wieder verwerfen musste.

Im Weiteren berichtete die Mutter, dass Lydia bitterlich geweint habe, als der Vater schließlich mit einem Teil der Möbel ausgezogen sei; sie habe wie hysterisch geschrien, sich an ihn gehängt und ihn umklammert, die Mutter habe sie vom Vater geradezu »wegreißen« müssen. Inzwischen habe sich aber die Situation wieder beruhigt, Lydia sei alle 14 Tage das Wochenende über beim Vater und habe auch einen sehr guten Kontakt zu ihm. Vor den Wochenenden sei sie immer ganz freudig erregt; sie, die Mutter, könne ihre Tochter einerseits gut gehen lassen, habe andererseits aber doch Angst, sie könne irgendwann den Wunsch äußern, ganz zu ihrem Vater zu ziehen, der offensichtlich in seiner neuen Beziehung sehr glücklich sei, während sie zu Hause »depressiv rumsitze« und immer noch nicht über den Verlust ihre Ex-Ehemannes hinweggekommen sei.

Manchmal weine sie abends leise vor sich hin, manchmal ertappe sie sich dabei, dass sie anfange, mehr Schokolade zu essen, als ihr guttue; vor einiger Zeit habe sich auch mal ganz alleine eine Flasche Sekt getrunken. Das habe sie am nächsten Tag selbst gewundert und sie habe sich gedacht: »Das bin ich doch gar nicht«. Zum ersten Mal hatte sie einen Gedanken daran gehabt, dass Frauen über einen solchen Verlust nicht mehr hinwegkämen, sie vielleicht selbst nicht mehr glücklich werden könnte und anfangen könnte, Alkohol zu trinken – mehr, als ihr guttue. Normalerweise trinke sie Alkohol nur bei gesellschaftlichen Anlässen, also sehr selten, und eine ganze Flasche Sekt habe sie noch nie getrunken. Am nächsten Tag sei sie »total verkatert« gewesen, es sei ihr schlecht gegangen und sie habe die Nörgeleien von Lydia noch schlechter ausgehalten. Überhaupt sei sie oft sehr kurz angebunden, habe wenig Geduld, fahre schnell aus der Haut und schreie Lydia in letzter Zeit häufiger an.

Diese reagiere darauf erschrocken, zittere manchmal und laufe dann auf sie zu und klammere sich ganz fest an sie, so dass sie dann auch nicht mehr ärgerlich sein könne, wenn Lydia z. B. morgens »herumzicke«. Sie müsse das Kind doch zeitig in den Kindergarten bringen, weil sie vor wenigen Monaten eine Teilzeitarbeitsstelle angetreten habe und nicht jeden Morgen zu spät kommen könne. Sie stehe deswegen morgens schon unter Druck und sei darauf aus, dass Lydia sich rasch anziehe und mit in den Kindergarten komme; diese signalisiere ihr aber immer häufiger, dass sie müde sei, dann trödle sie, selbst das Frühstück dauere dann ewig lang. Dagegen sehe sie, dass Lydia ganz flott und zügig angezogen sein könne, wenn es am Wochenende zum Vater ging. Das mache sie dann immer ganz verrückt, weil sie Lydias Verhalten als große Provokation ihr gegenüber erlebe, als Abwertung, dabei kümmere sie sich doch die ganze Woche über um sie und müsse auch mit ihr einiges durchstehen, weil sie in letzter Zeit so »zickig« geworden sei, »ständig und vor allem Angst« habe, deshalb z.B. auch nicht mehr allein im Garten spielen wolle. Im Sommer habe sie immer darauf bestanden, dass die Mutter mit am Sandkasten säße, selbst wenn Freunde von Lydia da gewesen seien und die Kinder ganz vergnügt zusammen gespielt hätten.

Ich verstand die Bindungsdynamik sehr deutlich im Kontext der Trennung der Eltern. Lydia hatte, trotz vermutlich sicheren Bindungssystems, vermehrt Ängste, dass die Eltern sich wirklich auf Dauer trennen könnten. Der Auszug des Vaters war offensichtlich ein großer Schock für sie gewesen. Sie erlebte nun die Mutter als depressiv und ängstlich, so dass ihr Bindungssystem nach der Trennung noch nicht wieder zur Ruhe gekommen zu sein schien. Am ehesten war Lydia offensichtlich im Kontakt mit dem Vater sicher, was die Mutter deutlich spürte und was bei ihr zur Sorge führte, Lydia könne sich mehr und mehr von ihr zurückziehen und am Ende womöglich zum Vater ziehen wollen. Dadurch verstärkten sich die Ängste der Mutter, was sich wiederum als Angst bei Lydia widerspiegelte und diese dazu veranlasste, sich noch mehr an die Mutter zu klammern und bei ihr Schutz und Sicherheit zu suchen. Die Mutter konnte ihr diese aber nicht geben, weil sie selbst große Ängste hatte, auf Dauer allein zurückzubleiben, und nach dem Verlust der Partnerschaft aus ihrer Trauerphase gar nicht mehr herauszukommen schien.

In der Bindungsdiagnostik mit der Mutter – respektive mit dem Vater – zeigte sich, dass Lydia ambivalent an die Mutter und sicher an den Vater gebunden war. Dieses Ergebnis schockierte die Mutter noch mehr, hatte sie sich doch erhofft, dass die Diagnostik zum gegenteiligen Ergebnis führen würde. Sie hatte jetzt noch größere Sorgen, dass Lydia beim Vater bleiben wollte und dass das Jugendamt ihr Lydia sogar »wegnehmen« könnte. Ich konnte sie in diesem Punkt absolut beruhigen, wollte ihr aber helfen, dass sich zwischen Lydia und ihr wieder die sichere Bindung entwickeln könnte, die vermutlich vor der Trennung bestanden hatte. Durch die Angst der Mutter und ihre Verunsicherung aufgrund der Trennung hatte sich vermutlich eine sichere Bindung in eine ambivalente Bindung geändert, weil Lydia ihre Mutter manchmal als sichere Basis erlebte, weil diese ihr aber an anderen Tagen Angst machte, drohte und – ängstlich-depressiv und zurückgezogen – emotional nicht wirklich zur Verfügung stand.

Lydia kam nach einigem Zögern und anfänglichen Schwierigkeiten, sich von der Mutter zu trennen, schließlich sehr freudig in die Kinderspieltherapie. Sie zeigte eine große Kreativität, eine enorme Symbolisierungsfähigkeit. Das Spielzimmer, das Sandspiel, alle Figuren und Möglichkeiten nutzte sie in ganzer Fülle. Es war geradezu eine Freude, hier ein Kind zu sehen, das offensichtlich eine gute Struktur, Ich-Stabilität und Ressourcen hatte und zudem über Bindungssicherheit verfügte. Offensichtlich hatte Lydia vor der Trennung der Eltern eine sichere emotionale Bindung zu beiden gehabt, wie ich schon vermutet hatte. Durch die intensive Arbeit mit der Mutter und gelegentliche Elterngespräche sowie Einzelgespräche mit dem Vater stabilisierte sich das gesamte familiäre System relativ rasch. Allein die Möglichkeit, in den einzelnen Elterngesprächen über ihre Sorgen und Ängste zu sprechen, half der Mutter, in ein »ruhigeres Fahrwasser« zu kommen und sich emotional zu stabilisieren. Ihre Angst- und Depressionssymptome wurden weniger, sie konnte wieder besser schlafen, fand Möglichkeiten, sich zu stabilisieren, trieb Sport und ging regelmäßig zum Joggen und zum Schwimmen.

Da sie nun selbst in einem besseren emotionalen Zustand war, verwunderte es gar nicht, dass sie relativ bald einen neuen Partner kennenlernte, auf den Lydia zunächst höchst eifersüchtig und aggressiv reagierte. Durch die regelmäßigen Elterngespräche unterstützt, konnte die Mutter auf Lydias Wut und Enttäuschung eingehen. Sie musste ihre Tochter jetzt nicht mehr kritisieren, sondern konnte sie vielmehr trösten und ihre Gefühle ins Wort bringen: wie enttäuscht sie offenbar sei, dass jetzt auch sie, die Mutter, einen neuen Partner habe. Sie musste auf Lydia keinen Druck ausüben, den neuen Partner zu lieben und »anzuhimmeln«. Ihr Vater blieb ihr Vater, und der neue Partner der Mutter wurde für Lydia zunächst ein neuer Freund und Spielgefährte. Da dieser Mann offensichtlich auch gute emotionale Ressourcen hatte, gelang es Lydia dann doch, auch zu ihm Zugang zu finden. Sie sprach von ihm als Bernd und von ihrem leiblichen Vater als Papa. Auf diese Art und Weise hatte sie beide Personen einigermaßen gut psychisch repräsentiert und konnte zwischen beiden Welten – der Welt der Mutter mit dem neuen Partner Bernd sowie der Welt des Vaters mit seiner neuen Partnerin Gabi – hin und her wechseln und in beiden Welten emotionale Sicherheit erleben.

Die ängstlichen Symptome – bis hin zu Panikattacken – verloren sich innerhalb weniger Monate komplett. Lydia war wieder ein fröhliches aufgewecktes Mädchen, das in seiner Entwicklung voranschritt. Sie wurde auch im Kindergarten von den Erzieherinnen entsprechend unterstützt, nachdem die Mutter dort über die Scheidung und die Therapie gesprochen hatte, was sie zunächst »aus Scham« verschwiegen hatte.

Der Verlust von wichtigen Bindungspersonen

Bindungspersonen bedeuten für Kinder in der Regel Schutz und Sicherheit. Dabei kann ein ganzes Netzwerk von Bindungspersonen entstehen. So können z.B. die Eltern, die Großeltern, die Tagesmutter, die Erzieherin und auch Patentanten oder Onkel für die Kinder wichtige Bindungspersonen darstellen, die insgesamt für Schutz und Sicherheit stehen. Je nachdem können sich die Kinder an die eine oder die andere Bindungsperson wenden, wenn diese gerade vor Ort ist und sie sich von der körperlichen Nähe oder dem Austausch mit ihr Schutz und Sicherheit versprechen (vgl. auch den Abschnitt »Die Bedeutung der Mutter und des Vaters sowie weiterer Bindungspersonen für Kinder im Kindergartenalter«, S. 58 ff.).

Wenn eine solche Bindungsperson, etwa durch Umzug oder gar

durch Tod, verloren geht, ist dies für Kinder ein einschneidendes Erlebnis. Es erschüttert ihr Bindungssystem, sie sind traurig, wütend und sie haben Angst, dass sie weitere Bindungspersonen verlieren könnten. Eines der häufigsten Ereignisse, mit denen Kinder konfrontiert werden, ist die Scheidung und Trennung ihrer Eltern mit dem Auszug eines Elternteils oder Partners, der für das Kind eine Bindungsperson ist.

Wenn Kinder mit dem Verlust einer Bindungsperson konfrontiert sind, ist es von Bedeutung, dass noch andere Bindungspersonen da sind, zu denen das Kind eine sichere Bindung aufgebaut hat. Denn dann kann es sich in der Regel mit seinen Gefühlen, die durch den Verlust der Bindungsperson entstanden sind, an diese andere Person wenden und dort Trost und emotionale Sicherheit erfahren. Ist dies allerdings nicht der Fall, weil die Mutter z. B. alleinerziehend ist oder weil das Kind in Obhut genommen werden muss, weil die Mutter inhaftiert wurde, verstarb oder das Kind einfach ohne Vorankündigung alleine zurückgelassen hat, so hat dieser Verlust in der Regel traumatische Qualität. Das Kind erlebt allergrößten Stress, ist in Panik, fühlt sich ohnmächtig und dieser Situation hilflos ausgeliefert und hat keine weitere Bindungsperson zur Verfügung, die es eventuell beruhigen könnte. Die Auswirkungen des Verlustes einer Bindungsperson hängen also sehr davon ab, inwieweit dem Kind weitere sichere Bindungspersonen zur Verfügung stehen, die den mit dem Verlust aufgetretenen Stress durch das Vermitteln von Nähe, Schutz, Sicherheit und durch Körperkontakt kompensieren und beruhigen können.

Beispiel: Reaktion eines Kindergartenkindes nach dem Verlust eines Elternteils

Nina war ein gesund entwickeltes, fünfeinhalbjähriges Mädchen, das schon seit seinem dritten Lebensjahr in den Kindergarten ging. Sie hatte dort ihre Freundinnen und Freunde, war gut integriert, auch zu ihrer achtjährigen Schwester hatte sie einen herzlichen Kontakt. Die beiden Geschwister spielten oft zusammen, unterstützten sich wechselseitig und bildeten innerhalb der Familie eine gute Kleingruppe. Nina hatte, wie sich später in der Bindungsdiagnostik zeigte, zu ihrer Mutter eine sichere, zu ihrem Vater eine vermeidend-unsichere Bindung entwickelt.

Eines Tages kam Ninas Mutter nicht wie jeden Tag – und wie auch für diesen Tag verabredet – um 16:00 Uhr zum Kindergarten, um Nina abholen. Die Erzieherinnen waren verunsichert, riefen schließlich die Nummer des Vater an, da sie die Mutter auf ihrem Handy nicht erreichten. Der Vater meldete sich auch nicht gleich, erst eineinhalb Stunden später kam ein Rückruf. Eine Erzieherin saß mit Nina alleine im Kindergarten und wusste sich keinen Rat. Nina war inzwischen sehr besorgt und beunruhigt, sie fragte die Erzieherin immer wieder, was mit Mama passiert sei und warum sie sie nicht abgeholt habe. Dennoch nutzte sie die Zeit mit der Erzieherin, um noch das eine oder andere Spiel mit ihr zu spielen, aber sie war dabei sehr unruhig und spürte vermutlich auch die Besorgnis der Erzieherin.

Als der Vater schließlich anrief, war er ganz aufgelöst und berichtete, die Mutter sei bei einem Verkehrsunfall ums Leben gekommen. Er sei noch in der Klinik, aber die Mutter sei vor einer halben Stunde verstorben. Er organisiere gerade, wer Nina abholen könne. Die ältere Tochter Sarah sei inzwischen bei der Nachbarin und er wolle versuchen, die Nachbarin oder auch Ninas Patentante zu erreichen, damit Nina abgeholt werden könne.

Die Erzieherin bot in dieser schwierigen Situation an, dass sie Nina zu sich mit nach Hause nehmen könne. Der Vater könne sie jederzeit abholen. Die Erzieherin und der Vater tauschten ihre Adressen und Telefonnummern aus, und Nina fuhr dann mit der Erzieherin – die ihre Lieblingserzieherin war – zu dieser nach Hause. Nina wollte natürlich wissen, was los sei, warum der Vater angerufen habe, warum die Mutter nicht komme. Sie hatte genau bemerkt, dass die Erzieherin geschockt gewesen war und »Oh mein Gott!« gesagt hatte. Die Erzieherin sagte, die Mama könne nicht kommen, sie sei verhindert, der Papa werde sie wahrscheinlich später abholen und würde sich noch mal melden. Nina genügte diese erste Information nicht ganz, denn sie fragte noch mehrfach nach, was denn mit der Mama los sei und warum sie verhindert sei. Die Erzieherin redete sich damit heraus, dass sie Nina sagte, der Papa werde ihr alles später erklären. Bei Nina blieb eine gewisse Beunruhigung, und es war ihr deutlich anzumerken, dass sie emotional angespannt war, nicht so fröhlich wie zuvor durch die Gegend sprang, sondern deutlich die Nähe der Erzieherin suchte.

Abends um neun Uhr klingelte es dann an der Haustüre und der Vater kam vorbei, um mit der Erzieherin und mit Nina zu sprechen. Er nahm Nina auf den Schoß und berichtete ihr gefasst, aber doch auch unter Tränen, dass die Mutter durch einen Autounfall verstorben sei.

Nina war zunächst wie versteinert, reagierte scheinbar gar nicht, starrte vor sich hin, was wir im Nachhinein als dissoziatives Phänomen verstehen konnten. Alle Gefühle, aller Schmerz, alle Aufregung, aller Stress waren in diesem Moment abgeschaltet. Dissoziation ist in einer solchen Situation ein Überlebensmechanismus, auf den die menschliche Psyche zurückgreift, um zu überleben. Ohnmacht, Ausweglosigkeit, Hilflosigkeit, nichts tun können, die Situation für sich nicht anders beeinflussen können, ihr ausgeliefert sein – all dies sind typische Beschreibungen einer traumatischen Situation, der Nina jetzt ausgeliefert war. Es war deutlich, dass Nina die Situation noch nicht erfasst hatte, sie sagte immer wieder, dass sie die Mama sehen und mit ihr reden wolle. Der Vater korrigierte und sagte, dass dies nicht möglich sei, weil die Mutter ja leider tot sei. Nina wiederholte gebetsmühlenartig, dass sie ihre Mutter sehen und mit ihr sprechen wolle, und konnte auf diese Art und Weise offensichtlich einen Teil ihres Stresses zum Ausdruck bringen, wie der Vater später mir gegenüber meinte.

Nina wollte an diesem Abend zunächst gar nicht mit dem Vater nach Hause fahren, sondern mit der Erzieherin zusammenbleiben. Der Vater bestand aber darauf, dass sie mitkomme, auch wenn er sich selbst überfordert und hilflos fühlte und nicht genau wusste, wie er die beiden Mädchen an diesem Abend beruhigen sollte. Die größere Schwester Sarah hatte noch gar nicht erfahren, was passiert war, sie wartete bei der Nachbarin noch auf die Ankunft des Vaters.

Nachdem der Vater beiden Kindern schließlich genauer erzählt hatte, was passiert war, saßen er und seine beiden Töchter zu Hause und wussten nicht, wie sie mit dem Abend umgehen sollten. Sarah und Nina trösteten einander, hielten einander in den Armen und wollten zusammen in einem Bett schlafen. Der Vater war, wie er später berichtete, hoch erregt und vollkommen durcheinander, so dass er keine sichere Basis mehr für die Töchter war, die sie hätten nutzen können. Offensichtlich war die vermeidende Bindung an den Vater ein Hemmnis, das es den Kindern erschwerte, sich bei ihrem Vater in dieser schwierigen Situation, vielleicht auch durch Körperkontakt, Schutz und Sicherheit, zu holen.

In den nächsten Tagen war der Vater mit der Bewältigung der Situation – etwa der Vorbereitung der Beerdigung und der Erledigung all der Formalitäten – sehr beschäftigt. Er musste auch nochmals mit der Kriminalpolizei sprechen und dieser Auskunft geben. Bei dem Verkehrsunfall, dem seine Frau zum Opfer gefallen war, hatte ein anderer Fahrer in einer unübersichtlichen Kurve mit hoher Geschwindigkeit überholt und war frontal mit ihrem Auto zusammengestoßen. Sie hatte keine Chance gehabt.

Beide Mädchen, Nina und Sarah, kamen mit zur Beerdigung, sie gingen an der Hand des Vaters und standen gemeinsam mit ihm vor dem offenen Grab, als der Sarg mit der Mutter hinuntergelassen wurde. Hilfreich war es, dass die Paten von Nina und Sarah mit dabei waren und die Mädchen trösten konnten. Nina hatte eine besonders gute Beziehung zu ihrer Patentante Beate, bei der sie auch schon öfter übernachtet hatte, und Sarah verstand sich sehr gut mit ihrem Patenonkel Christopher. Beide übernahmen gegenüber den Mädchen nun wirklich eine Patenrolle, sie waren Ansprechpartner und gaben hilfreiche Unterstützung und den Trost, der jetzt, angesichts des plötzlichen und traumatischen Verlustes der Hauptbindungsperson »Mutter«, vonnöten war.

Im späteren Gespräch berichtete der Vater auch, dass sich die beiden Mädchen immer dann, wenn es ihnen schlecht ging, wenn sie krank oder in Not waren, an die Mutter gewandt hatten. Es entstand der Eindruck – der sich, wie oben gesagt, in der Bindungsdiagnostik bestätigte –, dass die Beziehung zur Mutter eine bindungssichere war, während der Vater von sich berichtete, dass er mit Gefühlen nicht so gut umgehen könne, sich eher zurückziehe, wenn er im Stress sei, Dinge für sich alleine kläre und es für ihn extrem schwierig sei, jetzt in dieser Situation Hilfe anzunehmen. Er sei der festen Überzeugung, dass er durch diese schwierige Situation alleine hindurchkommen müsse, da ja sowieso niemand helfen könne.

Hilfsangebote des Kriseninterventionsteams unmittelbar nach dem Unfall hatte der Vater rigoros abgelehnt. Alle hatten den Eindruck, dass es dem Vater sehr schlecht ginge; es war für die Helfer sehr bestürzend zu erleben, dass er Unterstützung, auch für seine Kinder, kaum oder nur sehr schwer annehmen konnte. Lediglich die Paten hatten einen Zugang zu ihm und konnten dann auch mit ihm eine Verabredung treffen, wie sie die Mädchen unterstützen konnten, etwa indem diese tageweise bei ihnen wohnen und übernachten konnten, damit der Vater viele Dinge in Ruhe klären konnte.

Zunächst schienen sich die beiden Mädchen mit Hilfe der Paten zu stabilisieren, Sarah konnte wieder in die Schule, Nina in den Kindergarten gehen. Dann aber entwickelten sie Symptome, die Anlass zur Sorge gaben, weil sie vor dem Tod der Mutter nicht vorhanden gewesen waren: Ängste, Alpträume, nächtliches schreckhaftes Aufwachen, langes Weinen, Nägelkauen bei Nina und eine Ticstörung mit Augenzwinkern bei Sarah. Alle dies zeigte an, dass die Mädchen den traumatischen Verlust ihrer wichtigsten Bindungsperson und den damit verbundenen Stress bislang nicht hatten verarbeiten können.

Aus diesem Grunde wurden Sarah und Nina bei uns in der psychosomatischen Beratungsstelle vorgestellt. Die diagnostischen Untersuchungen fanden jeweils für die beiden Mädchen getrennt statt, obwohl sie anfangs große Schwierigkeiten hatten, sich voneinander zu trennen. Sie wünschten sich zunächst einmal eine Stunde, in der sie gemeinsam spielen konnten. Die ersten zwei »Kennenlernstunden« fanden im Spielzimmer gemeinsam mit beiden Mädchen und ihren Therapeutinnen statt. Die Kinder reagierten sehr positiv darauf und konnten dann auch die weiteren, jeweils getrennten Spielstunden besser annehmen; sie kamen gemeinsam zum Termin und wurden dann in getrennten Spielzimmern diagnostisch untersucht und behandelt. Es begann schließlich eine Spieltherapie für beide Mädchen, insgesamt über ca. 30 Stunden bei Sarah und über 80 Stunden bei Nina.

Dieser fiel es deutlich schwerer, über den Verlust zu sprechen und im Laufe der Spieltherapie an ihrer Trauer zu arbeiten. Sie tat dies nicht direkt, sondern immer wieder in Szenen im Sandspiel: Die Tierfiguren, die sie in den Sand setzte, hatten Schmerzen, waren traurig, mussten getröstet werden. Zu Anfang musste über viele Stunden immer wieder der Sandkasten mit Wasser geflutet werden, alles darin schwamm davon, alles war überflutet – offenbar ein intensiver symbolischer Ausdruck ihrer großen inneren Traurigkeit. Als die Therapeutin dies zum ersten Mal ansprach, fauchte Nina sie an und wollte von ihr nichts mehr hören. Nina sagte wortwörtlich: »Halt die Klappe!« Das Wasser, sprich: die Tränen, stand ihr gewissermaßen bis zum Hals, sie konnte aber noch nicht richtig weinen.

Im Laufe der Spieltherapiestunden wurde sie zunehmend nachdenklicher und zog sich mehr in sich zurück. Eines Tages stand sie vom Sandkasten auf, der gerade wieder von ihr unter Wasser gesetzt worden war, legte sich in die Kuschelecke und fing an, in die Kissen zu weinen. Als die Therapeutin sich neben sie setzte und ihr die Hand auf den Rücken legte, schluchzte sie plötzlich sehr tief und konnte ihren Tränen und ihrem Schmerz freien Lauf lassen. Sie suchte jetzt, in dieser Stunde, und auch in den folgenden Spielstunden deutlich den Körperkontakt mit der Kindertherapeutin, wollte von ihr getröstet werden und fing zum ersten Mal auch an, etwas davon zu erzählen, wie es früher mit »Mama« war. Sie beschrieb Erinnerungen, Bilder, kleine Ereignisse, etwa ihren letzten Geburtstag, zu dem ihre Mutter ihren Lieblingskuchen gebacken hatte, das letzte Mal, als Mama ihr etwas vorgelesen hatte. Sie ließ im Detail noch mal das eine oder andere aus der Zeit mit der Mutter Revue passieren und schien dabei zu genießen, dass sie alle diese schönen Situationen mit ihrer Mutter erlebt hatte. Dabei plagte sie eine Szene, hatte sie doch den letzten Geburtstag ihrer Mutter vergessen und ihr erst am nächsten Tag ein Geschenk gemacht. Sie war hierüber sehr betrübt und hatte Schuldgefühle, weil die Mama, wie sie überlegte, den Unfall vielleicht deswegen gehabt habe, weil sie so eine schlechte Tochter sei, die nicht einmal an den Geburtstag ihrer Mama gedacht hatte.

Auch dies konnte im Gespräch jetzt schon sehr gut mit ihr besprochen werden. Überhaupt dominierte in den weiteren Spielstunden das Gespräch mit Nina, während diese manchmal Buntstifte und ein Blatt Papier vor sich liegen hatte und wie in Trance und versunken vor sich hin malte, nicht konkretistisch, sondern in symbolischen Darstellungen das zum Ausdruck brachte, was sie gerade in ihren Gefühlen bewegte. Dabei schaute sie manchmal die Therapeutin an, wollte eine Antwort auf eine Frage oder eine Reaktion auf das Gemalte haben, ein anderes Mal saß sie einfach nur da, und während sie vor sich »hinkritzelte« – wie sie selber ihr Malen nannte –, kam sie ins Reden und mit der Therapeutin ins Gespräch. Sie konnte sich dann selbst sagen, dass ihre Mama sie so lieb gehabt habe, dass sie ihr wahrscheinlich nicht mehr böse sei, weil sie ihren Geburtstag vergessen hatte. Sie ärgerte sich viel mehr, dass Sarah und ihr Vater sie nicht daran erinnert hatten, denn dann hätte sie sich gleich an ihr Geburtstagsgeschenk gemacht und dieses der Mutter auch schon zum Geburtstag überreichen können. Die Mutter habe sich aber auch am nächsten Tag noch über ihr Geschenk gefreut und sei ihr, zumindest nach außen hin, gar nicht böse gewesen.

Als Sarah schon ihre Kindertherapie beendet hatte und es ihr mit Hilfe des Patenonkels und von Freundinnen und befreundeten Familien wieder besser zu gehen schien, sie wieder in ihre Sportgruppe gehen konnte und sich auch ihre Leistungen in der Schule wieder gebessert hatten, war Nina noch längst nicht so weit, dass sie sich von dem schrecklichen Verlust ihrer Mutter erholt und diesen verarbeitet hätte. Hier kam auch zum Tragen, dass Tod, Ewigkeit, Dauer für Nina noch Begriffe und Vorstellungen waren, die sie überhaupt nicht einordnen konnte. Anfangs war »Tod« für sie ein vorübergehender Zustand, so dass sie lange Zeit jeden Abend darauf wartete, dass die Mutter endlich wiederkommen werde. Sie forderte dies manchmal auch ein, schimpfte und schrie und war auf den Vater und Sarah wütend, weil sie glaubte, diese hätten längst wieder Kontakt mit ihrer Mutter, enthielten ihr die Mutter aber vor.

Sarah dagegen konnte schon besser verstehen, dass »Tod« kein vorübergehender Zustand war und dass die Mutter nie mehr zurückkehren werde. Sie versuchte dies manchmal auch, in liebevolle Worte gekleidet, abends im Bett ihrer Schwester zu erklären, aber Nina wollte dies weder hören noch wahrhaben; sie hielt sich dann einfach beide Ohren mit den Händen zu. Ninas Verhalten war sicherlich auch ein Teil ihres Trauerprozesses, nämlich der Phase der Verleugnung und der Wut und des Nichtwahrhabenwollens dessen, was passiert war. Sarah trauerte auch noch, hatte aber die Realität anerkannt.

Eineinhalb Jahre später war Nina in der Kindertherapie so weit, dass sie der Therapeutin eines Tages sagte, sie wolle jetzt nicht mehr weiter zum Spielen zu ihr kommen. Sie habe eine beste Freundin gefunden, mit der sie gerne zum Kinderturnen gehen wollte, statt zur Kinderspieltherapie zu kommen. Dies erschien allen Beteiligten, auch dem Vater, als sehr einleuchtend, da es Nina viel besser ging, wie sich sowohl jetzt, in der ersten Klasse der Grundschule, als auch nachmittags im Spiel mit ihren Freundinnen zeigte. Sie war wieder fröhlicher, ausgelassener, konnte auch mit Sarah »Quatsch machen« und weigerte sich nicht mehr, mit der Familie ans Grab ihrer Mutter zu gehen. Im Gegenteil: Sie hatte jetzt oft eigene Vorstellungen, was sie der Mutter am Grab erzählen wollte, brachte Geschenke, Bilder, kleine Basteleien mit, die sie dort zurückließ, um die Mutter zu erfreuen.

Der Vater hatte in den begleitenden Elterngesprächen sehr viel über Bindung erfahren und »gelernt«, wie er selbst sagte, und war durch den schrecklichen Verlust seiner Partnerin auch seinen eigenen Gefühlen gegenüber zugänglicher und emotional erreichbarer geworden.

In der Abschieds- und Beendigungsphase der Therapie war es für Nina ganz wichtig, dass sie immer wieder kleinere Gegenstände oder auch Zeichnungen der Therapeutin von der Therapie mit nach Hause nehmen konnte. Der Vater berichtete, Nina habe zu Hause eine eigene Schublade dafür eingerichtet, in der sie diese Gegenstände und kleinen Erinnerungsstücke aufbewahrte. Es sah so aus, als hätte Nina in der Therapeutin eine weitere, neue Bindungsperson gefunden, die ihr geholfen hatte, den Schmerz und den Verlust ihrer Mutter zu verarbeiten. Die »Geschenke« der Therapeutin, wie sie die mitgenommenen Dinge nannte, waren für sie Symbole dieser Unterstützung und halfen ihr jetzt, den Abschied von der Kindertherapie gut zu überstehen. Sie bestand darauf, dass ihre letzte Therapiestunde nicht nur mit der Therapeutin, sondern gemeinsam mit ihrem Vater und Sarah stattfinden sollte. So schuf sie noch einmal für einen Moment die Illusion einer »heilen Familie«, und es sah so aus, als hätte die Therapeutin in der Abschiedsstunde, aber auf jeden Fall in der Übertragung die Position der Mutter eingenommen. Nina hatte wohl erneut einen sicheren Ort der Bindung und Verlässlichkeit erlebt, der ihr auch dabei geholfen hatte, den Schmerz und die große Wunde durch den Verlust ihrer Hauptbindungsperson besser zu verarbeiten.

Beispiel: Verlust einer Erzieherin als weitere Bindungsperson nach Umstellung der Kindergartengruppe auf ein offenes pädagogisches Konzept

Die Mutter meldete sich bei mir telefonisch, um sich von mir Rat zu holen. Ihre viereinhalbjährige Tochter Maike weigerte sich in der letzten Woche immer häufiger, in den Kindergarten zu gehen, und versuchte dies mit Schreien und Toben durchzusetzen. Die Mutter machte sich deshalb große Sorgen, denn Maike ging schon ein ganzes Jahr in den Kindergarten und war auch immer sehr gerne dort hingegangen. Sie könne dieses veränderte Verhalten ihrer Tochter gar nicht nachvollziehen, so die Mutter, und mache sich Gedanken, ob ihr im Kindergarten etwas zugestoßen sein könnte – ob sie vielleicht irgendwelche sexuellen Übergriffe erlebt haben oder von Mobbing oder Gewalt bedroht sein könnte. Sie habe die Erzieherinnen im Kindergarten schon befragt, aber dort sei – nach deren Auskunft – »nichts vorgefallen«, was Maikes Verhalten erklären konnte. Die Mutter sah sehr deutlich, dass Maike Angst hatte, in den Kindergarten zu gehen – aber warum? Die Mutter hatte einen meiner Vorträge gehört und dann die Idee gehabt, dass ich ihr vielleicht bei der Auflösung des »Rätsels«, wie sie es selbst nannte, behilflich sein könnte.

Im Erstgespräch schilderte die Mutter nochmals sehr eindrücklich die Symptomatik: Seit ungefähr vier bis sechs Wochen, den Beginn konnte die Mutter nicht mehr genau datieren, habe Maike zunehmend mehr signalisiert, dass sie morgens nicht mehr in den Kindergarten gehen wolle. Sie wollte lieber zu Hause bleiben und bei der Mutter spielen.

Diese war von Beruf Maklerin und konnte sich schon hier und da ihre Arbeitszeiten so einteilen, dass Maike bei ihr zu Hause sein konnte, aber sie musste auch öfters wegfahren, um Objekte zu besichtigen. Dabei hatte sie Maike gelegentlich mitgenommen, aber letztendlich, so fand sie, sei dies keine Dauerlösung. Zudem verstand sie nicht, warum Maike jetzt plötzlich so »bockte«. Manchmal klagte sie über Bauch-, dann über Kopfschmerzen, manchmal war ihr übel, dann wieder war sie zu müde, manchmal wollte sie einfach nur bei der Mama sein, saß dann auf deren Schoß, klammerte sich an sie: Was auch immer der Grund war – sie wollte nicht in den Kindergarten. Der Mutter kam das alles »sehr komisch« vor, zumal dieses Verhalten im Widerspruch zu ihrem Verhalten zuvor stand. Die Mutter erinnerte sich daran, dass die Eingewöhnungsphase bei Maike über drei Wochen gedauert hatte und auch nicht einfach gewesen war. Maike habe sich ähnlich verhalten wie jetzt. Mit ihrer, der Mutter, Unterstützung sei die Eingewöhnung aber dann doch erfolgreich gewesen und Maike sei ab dieser Zeit – außer, wenn sie krank war – immer sehr gerne in den Kindergarten gegangen. Sie sei aber im Moment nicht körperlich krank, sie habe ihre Tochter schon mehrmals beim Kinderarzt vorgestellt und sie wegen der Bauch- und Kopfschmerzen untersuchen lassen. Der Kinderarzt habe nur gemeint, Kinder hätten manchmal solche Phasen, in denen sie sich verweigerten, man müsse dann als Eltern nur hart bleiben und dies durchstehen, dann werde sich alles schon wieder zum Guten wenden. Die Mutter wollte aber nicht einfach »hart sein«, ohne dass sie verstanden hatte, warum Maike sich so »aufführte«.

Wir kamen dann auf den Kindergarten zu sprechen und überlegten, ob dort etwas »vorgefallen« sein könnte – ob es möglich sei, dass Maike von jemandem verletzt oder bedroht worden sei –, aber all dies schien nicht richtig »zu passen«. Allerdings begann die Mutter schließlich zu schildern, dass der Kindergarten sein Konzept umgestellt habe: Vor einigen Wochen sei das Gruppenkonzept in eine offenes Konzept umgewandelt worden, so dass die Kinder jetzt viel mehr Möglichkeiten hätten – bei fünf oder sechs Angeboten an jedem Morgen –, sich eine Gruppe auszusuchen, mit der sie basteln, Musik machen oder auch Bewegungsspiele durchführen konnten. Maike sei anfangs darüber sehr erfreut gewesen und habe sich auf diese Umstellung auch einlassen können, dann habe sie aber von den Erzieherinnen gehört, dass ihre Tochter sich meistens nur in dem Raum aufhalte und spiele, in dem sich ihre ehemalige

Gruppenerzieherin Franziska befinde. Wenn Franziska im Malraum war, verbrachte Maike den ganzen Morgen beim Malen, war Franziska aber im Bewegungsraum, so nahm Maike an Bewegungsspielen teil. Jetzt – rückblickend, beim Erzählen – fiel der Mutter auf, dass Maike sich immer Franziska als ihre Bezugserzieherin ausgesucht hatte und sich nicht jeweils – entsprechend ihrer inneren Motivation und Neugier – an den Spielangeboten in den jeweiligen Gruppenräumen orientiert hatte. Wir kamen zu dem Schluss, dass Franziska, die auch die Eingewöhnung mit Maike durchgeführt hatte, für sie im Kindergarten offensichtlich eine sichere emotionale Basis war und dass sie jetzt, beim offenen Konzept, Sicherheit dadurch suchte, dass sie jeweils bei Franziska im Raum blieb und sich dadurch emotional beruhigte. Wir verabredeten, dass die Mutter diese Überlegungen gegenüber den Erzieherinnen ansprechen sollte, was sie auch tat.

Im nächsten Elterngespräch berichtete die Mutter, die Erzieherinnen hätten Ähnliches beobachtet und hätten Maike seit geraumer Zeit etwas »Druck« gemacht, dass sie auch mal mit den anderen Erzieherinnen Neues ausprobieren solle. Es war wohl zu einer heftigen Auseinandersetzung gekommen, bei der die Erzieherinnen darauf bestanden hatten, dass sie mal einen Tag »ohne Franziska« verbringen sollte, woraufhin Maike bitterlich geweint und sich auf den Boden geworfen hatte. An jenem Tag hatte sie sich auch trotzig geweigert, ihre Vesperbrote zu essen, und war bei der Vorstellung, dass sie im Kindergarten nicht mehr bei ihrer Erzieherin Franziska sein dürfte, sichtlich betrübt, dabei deutlich erregt gewesen. Die Erzieherinnen hatten darauf bestanden, dass sie diesen Tag tatsächlich in einem anderen Raum und mit einer anderen Gruppenaktivität, ohne Franziska, zubrachte. Maike hatte sich aber auf das Spielangebot in der entsprechenden Gruppe wenig eingelassen, vielmehr »gebockt«, in der Ecke gesessen und die Mitarbeit verweigert.

Jetzt konnten wir allmählich rekonstruieren, dass die Bauch- und Kopfschmerzen und die Übelkeit sowie auch die Weigerung, in den Kindergarten zu gehen, in dieser Zeit begonnen hatten. Offensichtlich hatten die Erzieherinnen bei Maike mit ihrem Verhalten größere Angst ausgelöst, dass sie womöglich in Zukunft nur noch irgendwelchen Gruppen zugeteilt werden könnte, unabhängig davon, wo sie sich emotional sicher fühlte.

Die Erzieherinnen ihrerseits pochten darauf, Maike müsse sich jetzt langsam einmal von Franziska lösen, schließlich sei sie doch schon über ein Jahr im Kindergarten, kenne alle Erzieherinnen, sie müsse sich vor niemandem fürchten. Deswegen sei es dringend notwendig, dass sie jetzt lerne, frei zwischen den verschiedenen Gruppen und Erzieherinnen hin- und herzuwechseln und die pädagogisch hochwertigen Angebote in den einzelnen Gruppen zu nutzen. Es könne nicht sein, dass sie eine ganz Woche lang nur im Kunstraum sei, weil Franziska dort sei. Andere Kinder würden auch beliebig und frei flottierend zwischen den Gruppen wechseln und die vielen verschiedenen pädagogischen Angebote nutzen. Maike müsse dies ebenfalls lernen, dies sei auch eine gute Vorbereitung auf die Schule, denn auch dort habe sie ja verschiedene Lehrerinnen sowie unterschiedliche Angebote und sie müsse sich auf verschiedene Bezugspersonen einstellen.

Wir konnten rasch klären, dass Maike das neue pädagogische Konzept als Bedrohung erlebte und vor allen Dingen befürchtete, sie könne Franziska nicht mehr sehen oder nicht mehr weiter als sichere Basis nutzen, d. h. zu ihr kommen, wenn es ihr aus irgendwelchen Gründen im Kindergarten schlecht ginge.

Ich rief die Erzieherinnen im Beisein der Mutter von meinem Büro aus an, und ich versuchte, den Erzieherinnen diese Zusammenhänge zu erklären. Diese waren zunächst skeptisch und wollten an ihrer beschriebenen Argumentation festhalten. Erst als ich ihnen auf der Basis bindungsdynamischer Sicht erklärte, dass Maike wahrscheinlich früher oder später lernen würde, die verschiedenen Angebote wahrzunehmen, dass sie durch die Umstellung des Konzepts aber erst einmal so viel Angst erlebt hatte, dass sie sich erst bei Franziska Sicherheit holen musste, um später von ihr als sichere Basis aus auch andere Gruppen aufzusuchen, wurden die Erzieherinnen nachdenklich. Obwohl sie noch nicht recht nachvollziehen konnten, warum ein solcher Wechsel, der mit der Erweiterung der Neugier und Exploration ja Positives bewirkte, nicht mit Druck durchgesetzt werden könne, willigten sie doch »schweren Herzens«, wie sie sagten, ein, dass Maike bei den nächsten Kindergartenbesuchen zunächst einmal wieder bei den Angeboten Franziskas mitmachen konnte.

Ich sprach in der nächsten Beratungsstunde mit der Mutter, zu der Maike mitkam, mit dem Mädchen darüber, wie wichtig Franziska für sie sei und wie sehr diese ihr Sicherheit gebe – dass wir dies jetzt endlich verstanden hätten. Maike strahlte und nickte dabei heftig mit dem Kopf. Sie fand es »doof«, dass man sie gezwungen hatte, in andere Gruppen zu gehen, wo sie doch so gerne bei Franziska sei, am liebsten mit ihr spiele und von ihr am meisten lernen könne. Ich versicherte Maike, dass wir dies genau in diesem Sinne mit den Erzieherinnen besprochen hätten und dass mit diesen verabredet sei, dass sie ab sofort wieder im Kindergarten bei Franziska sein dürfe, so lange sie wolle, und dass niemand sie zwingen würde, in andere Gruppen zu gehen, wenn ihr dies Angst mache. Maike war hierüber höchst erfreut, und siehe da: Am nächsten Morgen konnte sie wieder fröhlich strahlend mit der Mutter in den Kindergarten gehen. An der Kindergartentür war sie zunächst noch etwas skeptisch, als dann aber Franziska sie herzlich begrüßte und mit ihr in die Gruppe ging, die sie gerade durchführte – diesmal war es die Musikgruppe –, konnte Maike fröhlich mit ihr mitgehen und berichtete dann nachmittags zu Hause, dass sie mit Franziska einen sehr guten Tag erlebt habe.

Vier Wochen später hörte ich von der Mutter am Telefon, dass Maike jetzt begonnen hatte, auch mal in andere Gruppen hineinzuschnuppern, sich aber morgens zuerst immer erst vergewissern musste, wo ihre Erzieherin Franziska war; wusste sie dies, so konnte sie an den Angeboten anderer Gruppen teilnehmen. Bei Stress und größerer Belastung – oder auch einfach mal so, zwischendurch –

kam sie kurz zum »Auftanken« zu Franziska, um sich bei ihr emotionale Zuwendung und Sicherheit zu holen.

Dieses Beispiel zeigt sehr deutlich, dass offene Gruppenkonzepte Bindungsprobleme mit sich bringen können. Selbst Kinder, bei denen es eine sichere emotionale Basis gibt, können durch Wechsel zwischen den Gruppen und Erzieherinnen Stresssymptome entwickeln, insbesondere wenn sie gezwungen werden, entgegen ihren emotionalen inneren Bedürfnissen und ihrer Bindungsbeziehung zu ihrer ehemaligen Gruppenleiterin die Gruppen zu wechseln. Sie können dadurch so viel Angst bekommen, dass sie den Kindergartenbesuch verweigern. Maike war, wie unsere bindungsdiagnostische Untersuchung gezeigt hatte, bindungssicher an die Mutter gebunden, vermutlich aber auch an ihre Bezugserzieherin Franziska. Man kann sich leicht vorstellen, wie sehr bindungsdesorganisiert gebundene Kinder, die kein inneres sicheres Bindungsmodell haben, oder auch unsicher gebundene Kinder durch ein solches offenes Konzept Stress empfinden. Bindungsvermeidende Kinder würden diesen Stress nicht offen zeigen, sie würden zweifelsohne in die eine oder die andere Gruppe gehen, in die sie geschickt werden; desorganisiert gebundene Kinder würden etwa wie Satelliten verloren durch die Kindergartengruppen kreisen, aber letztendlich keine emotionale Sicherheit und Beruhigung finden; dies wäre aber die Voraussetzung, um intensiv zu explorieren und die guten pädagogischen Angebote nutzen zu können.

Die offenen Gruppenkonzepte im Kindergarten sind in der Regel nicht bindungsorientiert angelegt. Sie können für bindungssichere Kinder eine gute Basis sein, damit diese dann in verschiedenen Gruppen explorieren können. Für bindungsvermeidende, ambivalente oder auch desorganisiert gebundene Kinder, und noch mehr für Kinder mit Bindungsstörungen, sind sie nicht hilfreich. Ein Kind mit Bindungsdesorganisation oder Bindungsstörung würde viel mehr von einem geschlossenen Gruppenkonzept profitieren, wo die Anzahl der Bindungspersonen, sprich: der Erzieherinnen, überschaubar ist und sie spezifische sichere Bindungsbeziehungen aufbauen könnten, die sie zu Hause nicht entwickelt haben. So könnte dann die sichere Bindung zur Erzieherin eine erste wichtige emotionale Erfahrung sein, die als sichere Bindungsrepräsentation solch eine starke Entwicklungsressource bedeutete, dass sie dem Kind womöglich für den Rest seines Lebens helfen könnte.

Psychisch kranke Eltern

Psychisch kranke Eltern – sei es, dass sie zum ersten Mal an einer Depression, einer Manie oder schon länger an einer anderen psychischen Erkrankung leiden – haben oft große Schwierigkeiten, ihre Affekte zu steuern und zu regulieren. Damit Kinder eine sichere emotionale Bindungsrepräsentation ausbilden können, die als »inneres Arbeitsmodell« abgespeichert werden kann und auf die sie bei Not, Angst und Gefahr zurückgreifen können, ist es aber ausgesprochen wichtig, dass die kindlichen Affekte von den Eltern sehr gut koreguliert und gesteuert werden können. Wenn die Eltern Gefühle wie Wut, Angst, Enttäuschung, auch Freude oder positive Erregungen selbst nicht gut regulieren können, können sie ihren Kindern in der Regel nicht ausreichend helfen, diese zu steuern und entsprechend die Fähigkeit zur positiven Selbstregulation von Gefühlen zu entwickeln.

In der Regel sind Kinder darauf angewiesen, dass Erwachsene ihre Affekte entschlüsseln und ihnen bei einer guten Koregulation helfen, damit auf diese Weise ihre Stresstoleranz für die verschiedenen Affekte größer wird und die Kinder damit auch immer besser in der Lage sind, ihre Gefühle schließlich selbst, ohne Begleitung durch die Bindungsperson, zu steuern und zu regulieren.

Es besteht daher eine gewisse Gefahr, dass Kinder von psychisch kranken Eltern eher eine unsichere oder eine desorganisierte Bindung entwickeln. Manchmal sind Eltern grundsätzlich durchaus in der Lage, die Aufgabe der Affektregulation sehr gut durchzuführen, doch bricht diese Fähigkeit oftmals zusammen oder ist nicht ausreichend gewährleistet, wenn sie selbst psychischen Stress haben oder psychisch krank werden. Ihre Kinder sind dann mit Eltern konfrontiert, die in dieser Phase für sie mehr oder weniger unberechenbar sind oder die ihre Gefühle auf die Kinder projizieren und diese damit überschwemmen. Manchmal ist es sogar so, dass die Kinder dann ihren Eltern bei der Regulation ihrer Gefühle helfen müssen oder zumindest versuchen, dies zu tun. Die Kinder müssen dann Verantwortung übernehmen, viele Gefühle der Eltern aushalten oder auch die Eltern mit Worten, Gesten oder durch ihr Verhalten koregulieren, sprich: beruhigen.

Beispiel: Ein Kindergartenkind mit Symptomen von Angst- und Panikanfällen bei psychisch kranken Eltern

Felix hatte einen manisch-depressiven Vater und eine depressive Mutter. Die Eltern hatten einander während eines Psychiatrieaufenthaltes »kennen und lieben gelernt«, wie die Mutter sagte. Relativ kurz nach dem Aufenthalt in der psychiatrischen Klinik war die Mutter schwanger geworden. Beide Eltern wünschten sich das Kind sehr. Sie waren auch sehr kooperativ, was ihre Behandlung anging, nahmen regelmäßig Termine in der psychiatrischen Ambulanz wahr und konnten sich während der Schwangerschaft gut auf das Kind und die bevorstehende Geburt vorbereiten.

Entgegen allen Erwartungen – auch der begleitenden Psychiaterin – blieben die Eltern während der Schwangerschaft relativ stabil. Die Mutter hatte wenig depressive Symptome und der Vater war so stabil wie schon lange nicht mehr. Es machte den Eindruck, dass die Schwangerschaft und die bevorstehende Geburt die Eltern so auf ein gemeinsames Thema fokussierten, dass andere affektive Schwierigkeiten, Konflikte und Probleme ganz in den Hintergrund getreten waren.

Felix war vier Wochen zu früh zur Welt gekommen, wog 2800 g und musste nach der Geburt noch drei Tage zur Stabilisierung in der Kinderklinik bleiben. Seine Mutter litt darunter sehr, sie hatte kurz nach der Geburt auch wieder erste Anzeichen einer depressiven Phase: Sie machte sich Vorwürfe, weil sie aus ihrer Sicht keine »richtige Schwangere« gewesen war, die in der Lage gewesen wäre, ein gesundes Baby über die volle Zeit der Schwangerschaft auszutragen und dann zur Welt zu bringen. Obwohl Felix, wie gesagt, nach drei Tagen in der Kinderklinik nach Hause entlassen wurde, jammerte die Mutter und war sehr unglücklich, auch wenn sie mit intensiver Hilfe der Hebamme begonnen hatte, Felix gut zu versorgen. Die frühkindliche Entwicklung und auch die ersten Lebensjahre von Felix verliefen dann aber relativ komplikationslos.

Als ich Felix zum ersten Mal sah, war er drei Jahre und zwei Monate alt: ein ruhiger, etwas in sich zurückgezogener Junge mit dunkelbraunen Locken und Knopfaugen, der mich vorsichtig und neugierig musterte. Er stand dabei neben seiner Mutter, eine Hand an ihrem Kleid, er wollte sich weder setzen noch die Spielsachen anschauen, sondern prüfte die neue Situation. Der Grund dafür, dass Felix vorgestellt wurde, war, dass seine Eingewöhnung im Kindergarten so große Schwierigkeiten bereitete. Felix war bisher im Wesentlichen von seiner Mutter betreut worden; sie hatte ihn so gut wie nie durch andere Personen betreuen lassen, auch Babysitter gab es bisher nicht. Die bevorstehende Aufnahme in den Kindergarten war somit die erste größere Trennung, die Felix *und* der Mutter bevorstand. Die Mutter hatte bereits 14 Tage probiert, Felix mit Hilfe der Erzieherinnen in den Kindergarten einzugewöhnen. Weil er dort aber jeden Morgen schon panikartig geschrien hatte, als es nur so aussah, als wolle sie den Raum verlassen, hatte sie die Eingewöhnung schließlich abgebrochen. Die Erzieherin hatte versucht, die Mutter doch noch mal zu motivieren, mit der Eingewöhnung fortzufahren, weil sie sonst den Kindergartenplatz für Felix verlieren könnte, die Mutter hatte sich aber geweigert. Die Erzieherin hatte ihr empfohlen, sich psychologische Hilfe zu holen, damit die Eingewöhnung doch noch möglich sei.

Aus diesem Grunde war die Mutter jetzt zu mir gekommen, um

sich beraten zu lassen, und fragte, ob der Besuch des Kindergartens für ihren Sohn Felix vielleicht noch zu früh komme.

Es wurde sehr schnell deutlich, wie stark die Mutter angespannt war, welche großen Ängste sie selbst vor der Eingewöhnung hatte und dass sie sich eine Trennung kaum vorstellen konnte. Im Erwachsenenbindungsinterview mit der Mutter kamen Szenen zur Sprache, in denen sie als Kind, wenn sie nicht gehorcht hatte, von ihrer Mutter in eine dunkle Kammer gesperrt worden war, wobei diese noch gesagt hatte, in der Kammer seien Ratten, die sie dann schon holen würden. Was auch immer der Satz: »Die Ratten werden dich dann holen«, bedeutete – er hatte auf jeden Fall bei dem Kind (Felix' Mutter war damals schon im Schulalter) panische Angst ausgelöst, zumal sie die Kammer nicht hatte verlassen können, da die Mutter immer hinter ihr die Türe abgesperrt hatte.

Diese Szenen waren ihr jetzt auch wieder in den Sinn gekommen, als sie Felix zur Eingewöhnung in den Kindergarten gebracht und während der Wartezeit mitbekommen hatte, dass einzelne Kinder in einen kleinen Raum gebracht wurden, für das sogenannte »Time-out«. Dort mussten Kinder alleine bleiben, die sich »nicht anständig benommen hatten«, wie die Erzieherinnen der Mutter erklärten.

Als die Mutter dies gesehen hatte, hatte sie dies offensichtlich innerlich so stark erregt, dass Felix dies sehr genau wahrgenommen hatte. Vermutlich hatte die Mutter ab diesem Moment nicht mehr die ausreichende Ruhe, um Felix bei der Eingewöhnung zu begleiten. Ich besprach mit ihr, dass eine Eingewöhnung nur dann gelingen konnte, wenn sie selbst »in einem emotional ruhigeren Fahrwasser« sei. Offensichtlich, so sagte ich, wären die Erinnerungen aus ihrer eigenen Kindheit durch die Beschreibung des »Time-out« vonseiten der Erzieherinnen wachgerufen worden und hätten so starke Emotionen ausgelöst, dass sie für kurze Momente alte Panikzustände wiedererlebt hatte, was dann die Trennungssituation mit Felix entsprechend schwierig gestaltet habe.

Ich besprach mit der Mutter, dass es für ein Gelingen der Eingewöhnung notwendig sei, dass sie diese alten angstvollen Erlebnisse verarbeite, ansonsten sei die Vorstellung, dass ihr Sohn Felix im Kindergarten alleine zurückbleibe und womöglich auch ins Time-out müsse, wenn er sich »nicht anständig benehme«, für sie kaum zu ertragen. Die Mutter bejahte dies umgehend und brach dabei in Tränen aus. Durch ihre psychiatrische Behandlung hatte sie bereits positive Erfahrungen mit therapeutischen Gesprächen, so dass sie sich jetzt gerne auf eine psychotherapeutische Behandlung einlassen wollte, wenn sie dadurch ihrem Kind den Kindergartenbesuch erleichtern konnte. Denn sie wollte schon, dass ihr Sohn im Kindergarten andere Kinder kennenlernen konnte, wobei sie aber auch verständlicherweise Angst davor hatte, was ihm dort alles zustoßen konnte. Es zeigte sich, dass sie in ihren Phantasien Gewalt durch die anderen Spielkameraden, aber auch Gewalt, Missachtung, Zurückweisung durch die Erzieherinnen befürchtete, was ihr großen Stress bereitete.

In der Bindungsdiagnostik zeigte Felix sowohl zu seiner Mutter als auch zu seinem Vater ein bindungssicheres Muster. Dies überraschte uns, hatten wir doch eher mit einem ambivalenten oder desorganisierten Bindungsmuster gerechnet. Die Botschaft, dass ihr Sohn an sie beide sicher gebunden war, löste bei Mutter wie Vater große Freude und Erleichterung aus, hatten sie sich doch immer wieder gefragt, ob sie wirklich gute Eltern sein könnten. Diese Selbstzweifel standen im Zusammenhang mit den eigenen psychischen Vorerkrankungen und Schwierigkeiten.

Mit Hilfe der eigenen Therapie konnte die Mutter sich relativ rasch gut stabilisieren, aber schon der Gedanke an Felix' Eingewöhnung im Kindergarten verursachte bei ihr noch großen Stress. In einem Gespräch mit beiden Eltern kam vom Vater der Vorschlag, sie könnten doch beide gemeinsam die Eingewöhnung mit ihrem Sohn durchführen, denn schließlich könnte er der Mutter ja vielleicht auch dabei helfen, dass sie weniger Angst habe, und so dazu beitragen, dass die Trennung von Felix besser gelingen könnte.

Ich unterstützte diesen Vorschlag und fand ihn sehr gut, weil der Vater erkennbar für die eher depressiv-ängstliche Mutter eine emotionale Basis war. Auch wenn jetzt deutlich geworden war, woher die Ängste der Mutter, auch bezüglich des Kindergartens, rührten, bedeutete dies noch lange nicht, dass sie, nach wenigen Stunden Einzeltherapie, emotionale Sicherheit gefunden hätte und ihr die Trennung von Felix leicht möglich gewesen wäre. Die Unterstützung des Vaters brachte der Mutter wirklich eine große Erleichterung, so dass Felix innerhalb von einer Woche, von beiden Eltern begleitet, erfolgreich in den Kindergarten eingewöhnt werden konnte. Dort wurde Felix morgens immer von derselben Erzieherin, Veronika, begrüßt, die während des Eingewöhnungsprozesses für Felix zu einer neuen sicheren emotionalen Basis wurde. In der Eingewöhnungsphase bezog Veronika die Eltern zunächst in das gemeinsame Spiel mit Felix ein. Die Eltern waren erstaunt, dass sich Felix nach einer Woche im Kindergarten so wohl und sicher fühlte und dass er mit seiner Erzieherin jetzt schon an der Hand mitging, auch um mit anderen Kindern an Gruppenspielen teilzunehmen.

Ich telefonierte mit den Erzieherinnen und besprach die Situation mit dem Time-out, das aus meiner Sicht den Kindern Angst macht und nicht hilfreich ist, um eine emotional sichere Bindung zu den Erzieherinnen herzustellen. Die Erzieherinnen waren zunächst nicht davon angetan, dass sie auf das Time-out verzichten sollten, weil sie dieses als den einzigen Weg sahen, um eine Verhaltensanpassung bei den Kindern zu unterstützen. Ich bot den Erzieherinnen ein Gespräch an, um ihnen andere Möglichkeiten der bindungsorientierten Verhaltenssteuerung zu zeigen, wenn die Kinder sich nicht an Regeln hielten. Ich betonte die Wichtigkeit von Klarheit, Grenzen, Struktur und einer positiven emotionalen Begleitung, wenn die Kinder bei Grenzsetzungen Wutanfälle bekamen oder auf andere Kinder losgingen. Mit meiner Hilfe konnten diese Prinzipien zunächst in ersten Ansätzen umgesetzt werden. Es dauerte allerdings mehrere Wochen, bis die Erzieherinnen erstmals auf den Gebrauch von Time-out, sprich: der Isolation von

Kindern aus der Gruppe, verzichten konnten. Als sie dann weitere positive Erfahrungen mit der bindungsorientierten Begleitung von Kindern beim Setzen von Grenzen und der Hilfe bei der Bewältigung der Wut machen konnten, praktizierten sie diese dann schließlich als neue Möglichkeit, das Verhalten der Kinder zu steuern, ohne sie der Angst und der Bedrohung eines Time-outs auszusetzen.

Auf diese Weise war es möglich, nicht nur den Eltern zu helfen, Felix jetzt im Kindergarten einzugewöhnen, sondern auch ein pädagogisch weitverbreitetes Konzept so zu verändern, dass die Kinder eine stärker bindungsorientierte Unterstützung bekamen, wenn sie »nicht gehorchten«, d. h. ihre Affekte noch nicht so steuern konnten und sich noch nicht so an Regeln halten konnten, wie dies die Erzieherinnen schon von ihnen erwarteten.

Gewalt in der Elternbeziehung und Kinder als Zeugen dieser Gewalt zwischen den Bindungspersonen

Die Bindungstheorie geht davon aus, dass Bindungspersonen für das Kind Schutz und Sicherheit bedeuten. Diese Sicherheit bieten insbesondere die Eltern, vor allem dann, wenn das Kind Angst hat und sein Bindungsbedürfnis aktiviert ist.

Wenn Eltern allerdings als Folge eines Paarkonfliktes streiten, ja sogar gewalttätig aufeinander losgehen, ängstigt dies das Kind extrem. Kindergartenkinder sind aufmerksame Zuhörer, sie beobachten und bekommen genau mit, was die Eltern zueinander sagen. Jedoch können sie Zwischentöne oder Ironie noch nicht verstehen und nicht erkennen, wenn eine Aussage vor allem die Wut eines der Partner widerspiegelt, so dass etwa gegenseitige abwertende Äußerungen der Eltern von ihnen als Fakten akzeptiert werden. Eindeutig aggressive Auseinandersetzungen und verbale, emotionale und körperliche Gewalt zwischen den Eltern oder anderen Bindungspersonen werden vom Kind als sehr ängstigend wahrgenommen. Das Kind weiß, dass es die Bindungsperson zum Überleben braucht, und empfindet die Situation daher als bedrohlich. Wenn ein Kind Angst bekommt, wird es sich normalerweise an seine Bindungsperson wenden und dort Schutz suchen. Wenn aber die Bindungspersonen selbst die Ursache und die Quelle der Angst sind, weiß sich das Kind in der Regel keinen Rat und ist mit seiner Angst und Panik oftmals ganz alleine. Manche Kinder ziehen sich in dieser Situation in ihr Zimmer zurück, halten sich die Ohren zu, kriechen unter die Bettdecke, gehen zu größeren Geschwisterkindern; gleichaltrige Zwillingsgeschwister versuchen dann oft, sich im Bett aneinanderzuklammern, um sich gegenseitig die Angst zu nehmen. Natürlich ist dies nur ein unzureichender Trost und kann nicht den Schutz ersetzen, den eine Bindungsperson geben kann, die schon per definitionem älter, klüger und erfahrener sein muss, um dem panischen Kind emotionale Sicherheit vermitteln zu können.

Kinder gehen mit ihrer Unsicherheit unterschiedlich um. Manche gehen auf einen Elternteil los und schlagen diesen; andere versuchen den Vater oder die Mutter zu beruhigen oder bemühen sich, besonders brav zu sein, damit sich die Eltern nicht weiter streiten. Sie passen sich besonders gut an und überlegen bereits im Vorfeld, wie sie einen aggressiven Elternteil besänftigen können. Manchmal werden Kinder im Streit der Eltern von einem Elternteil aufgefordert, Partei zu ergreifen. Nicht selten benutzen die Eltern die Kinder als »Waffe«, indem sie diese gegen den anderen Elternteil aufhetzen, schlimme Dinge über diesen erzählen und das Kind entsprechend instruieren und manipulieren. Kinder im Kindergartenalter sind sehr gut für die Interessen und Bedürfnisse der Eltern manipulierbar. Da sie auf ihre Bindungspersonen angewiesen sind, um zu überleben, übernehmen Kinder die von einem Elternteil gegen den anderen vorgebrachten Argumente und Beschuldigungen. Sie vertrauen ihren Eltern, nehmen die Argumente und die Diskussionspunkte für bare Münze und betrachten die Anklagen des einen Elternteils bezüglich des anderen als Realität – ohne jedes Misstrauen. Hinterfragen, Anzweifeln, und Argwohn sind noch keine Strategien, die im Kindergartenalter vorhanden sind, vielmehr stehen das Vertrauen und die Übernahme der elterlichen Ansichten ganz im Vordergrund.

Unter dem großen Stress, dem sie in solchen Situationen ausgesetzt sind, entwickeln viele Kinder psychosomatische Symptome, somatoforme Störungen mit Kopfschmerzen, Bauchschmerzen, Übelkeit, Erbrechen, Angstzuständen, Schlafstörungen, nächtlichen Alpträumen, ständigen Infekten, Hautausschlägen oder auch erstmals allergischen Symptomen, vom allergischen Asthma bis zur allergischen Hauterkrankung.

Beispiel: Miterleben von Gewalt zwischen den Eltern

Claudia war sechs Jahre und zwei Monate alt, als sie erstmals mit ihrer Mutter in unsere Beratungsstelle kam. Seit einem Jahr litt sie unter ständig wechselnden Infekten, Bronchitiden, Lungenentzündungen, zwischendurch auch asthmatoiden Beschwerden. Es war mehrfach ein Asthma bronchiale diskutiert worden, so dass sie auf Allergien auslösende Stoffe getestet worden war. In letzter Zeit kamen immer häufiger Mittelohrentzündungen, Stirnhöhlenvereiterungen und seit vier Wochen auch eine beginnende Neurodermitis hinzu.

Die Mutter hatte Claudia mehrfach auf Immundefekte hin untersuchen lassen, allerdings ergaben die Tests keinen eindeutigen Befund. Verschiedene körperliche Therapien, aber auch Behandlungen mit Homöopathie, Akupunktur sowie andere Naturheilverfahren hatten keinen durchschlagenden Erfolg gebracht. Die Mutter berichtete, dass es Claudia zwischendurch besser gegangen sei, dann aber erneut heftige Infektionen aufgetreten seien. Sie selbst halte immer noch eine unerkannte Immundefekterkrankung für die Ursache, da derart häufige Infekte – auch nach Aussage der Erzieherinnen – nicht normal seien. Aufgrund der vielen Infekte sei Claudia im vergangenen Jahr selten mehrere Wochen am Stück im Kindergarten gewesen. Sie habe die meiste Zeit zu Hause gespielt und sei der Mutter gegenüber sehr anhänglich gewesen.

Bei der erweiterten Anamneseerhebung erfuhr ich von der Mutter, dass sie mit ihrem Mann seit einem Jahr fast ständig streite und es immer darum gehe, wer von den Eltern ausziehen solle. Der Vater habe seit zwei Jahren eine Freundin und verbringe die meiste Zeit in der Woche bei ihr. Seit kurzem wisse sie, dass die Freundin ihres Mannes schwanger sei. Dieser Zustand – noch mit einem Mann zusammen zu sein, der eine von ihm schwangere Freundin habe – sei für sie unerträglich geworden, so dass sie auf jeden Fall eine Trennung anstrebe. Sie wisse aber noch gar nicht, wie sie alleine überleben könne, da sie viele Schulden auf dem gemeinsam gebauten Haus hätten. Ihr Mann habe bereits angedroht, keinen Unterhalt zu zahlen. Man werde wohl das gemeinsame Haus verkaufen müssen, allerdings hätten bisherige Schätzungen durch einen Makler ergeben, dass der Verkaufspreis wahrscheinlich unter den Baukosten liegen werde. Eine Trennung brächte also einen beträchtlichen Schuldenberg für beide Elternteile mit sich. Die Vorstellung, ihren Partner, das Haus und die bisherige finanzielle Sicherheit zu verlieren und als alleinerziehende Mutter mit Schulden zurückzubleiben, nur weil ihr Mann sich auf eine andere Frau eingelassen habe, empfinde sie als ausgesprochen »unfair und gemein«.

Während sie mir das erzählte, begann sie zu weinen. Claudia, die bei dem Gespräch anwesend war, hatte »mit gespitzten Ohren« unserem Gespräch gelauscht, machte jetzt die Handtasche der Mutter auf, bot ihr ein Taschentuch an, kletterte auf ihren Schoß und versuchte, sie zu trösten, umarmte sie und erreichte damit tatsächlich, dass ihre Mutter mit dem Schluchzen aufhörte und ruhiger wurde.

Den Schilderungen der Mutter konnte ich entnehmen, dass Claudia früher vermutlich eine sichere Bindung an ihre Mutter gehabt hatte. Unter den gegebenen stressvollen familiären Umständen wurde jedoch eine unsicher-ambivalente Bindung zur Mutter deutlich. Claudias Vater war nicht bereit, zu Gesprächen in unsere Ambulanz zu kommen, und lehnte es grundsätzlich ab, an irgendeiner Form der Diagnostik teilzunehmen. Für ihn war Claudias Verhalten nur ein deutlicher Hinweis darauf, dass die Mutter mit ihr nicht umgehen könne, sie verwöhne und nicht streng genug sei. Wenn die Mutter nur einmal hart durchgriffe, dann würde Claudia bestimmt in den Kindergarten gehen, wodurch die ständigen Verwöhnungen der Mutter ein Ende fänden.

Diese Äußerungen des Vaters waren für die Mutter nur eine Bestätigung dafür, wie hart, abweisend, herzlos ihr Partner sei. Sie könne seine Äußerungen gar nicht verstehen, denn früher sei er ganz anders gewesen. Wahrscheinlich habe die neue Freundin ihn zu solchen Aussagen gedrängt, da sie darauf hinarbeite, dass der Vater sich von ihr, der Mutter, trenne und sie mit Claudia zurücklasse, um sich ganz um das erwartete neue Kind zu kümmern.

Eines Tages rief mich die Mutter ganz aufgelöst an, weil es bei einer abendlichen Diskussion am Wochenende zu einer gewalttätigen Auseinandersetzung gekommen war. Der Vater hatte die Mutter körperlich attackiert, sie geschlagen. Sie war daraufhin mit Claudia zu ihrer Freundin geflüchtet, wo sie zunächst über das Wochenende Schutz gesucht hatte. Am Montag war sie aber wieder in ihre Wohnung zurückgegangen, wo sie unerwartet ihren Mann antraf. Es kam erneut zu heftigen Streitereien und Gewalt. Diesmal habe sie ebenfalls zugeschlagen, weil sie sich dies nicht habe gefallen lassen wollen. Daraufhin sei die Situation eskaliert und sie sei mit Claudia in ein Frauenhaus geflüchtet.

Claudia sei über die Auseinandersetzung extrem erschrocken gewesen, habe panisch geschrien, sei immer wieder dazwischengegangen, habe mal sie, mal ihren Mann geschlagen. Schlussendlich habe das Kind seinen Vater gebissen, woraufhin dieser auch Claudia eine Ohrfeige gegeben habe. Claudia sei daraufhin in ihr Zimmer geflüchtet und habe sich dort eingeschlossen. Es seien schreckliche und »unschöne« Szenen gewesen, sie wisse sich keinen Rat mehr. Claudia wolle seit diesen Auseinandersetzungen überhaupt nicht mehr alleine schlafen und weigere sich, alleine zum Spielen zu ihrer Freundin zu gehen, wo die Mutter sie gerne mal für zwei Tage untergebracht hätte. Sie sei ein »Klammerbaby« geworden, was ihr, so die Mutter, zusätzlich Stress mache.

Es war nicht schwer, der Mutter zu erklären, dass Claudias Verhalten im Kontext der aggressiven Auseinandersetzungen zwischen den Eltern sehr gut verständlich sei – löse es doch so viel Angst und Panik aus, die Gewalt zwischen den Eltern zu beobachten, dass Claudia sich keinen Rat mehr wisse, als entweder selbst auf die Eltern loszugehen und so zu versuchen, diese zu stoppen, oder den einen oder den anderen Elternteil zu verteidigen. Auch ihr Rückzug in sich selbst und die drängende Bitte, mit ihrer Mutter einzuschlafen, damit sie mit ihrer Panik und Angst nicht alleine sein müsse, ließe sich vor diesem Hintergrund erklären.

Die Mutter erzählte weiter, Claudia habe nach dem Wochenende prompt eine eitrige Mittelohrentzündung entwickelt und nehme erneut ein Antibiotikum. Der Kinderarzt wisse sich wegen der vielen Infekte inzwischen auch keinen Rat mehr. Wir überlegten, ob die Infekte nicht als Stresssymptom und Ausdruck des nicht mehr gut funktionierenden Immunsystems verstanden werden könnten, da die Infekthäufung mit den partnerschaftlichen Spannungen und Auseinandersetzungen begonnen hatte, wie die Mutter mir im Erstgespräch berichtet hatte.

Claudia kam daraufhin zur Einzelspieltherapie, während ich die Mutter wöchentlich zu Beratungsgesprächen sah. In den ersten Spielstunden wirkte Claudia, ein hübsches, großgewachsenes Mädchen, sehr in sich zurückgezogen. Sie »begutachtete« mich mit großen, ängstlichen Augen, ging mir aus dem Weg und ignorierte mich nach Möglichkeit. Sie nahm sich ein Spiel, das sie alleine für sich spielen konnte. Wenn ich aufstand und ihr näher kam oder mich zu ihr an den Tisch setzte, um ihr beim Spielen zuzuschauen, stand sie auf und ging in eine andere Ecke des Raumes. Ich bekam den Eindruck, dass sie vor mir als Mann Angst hatte und vielleicht fürchtete, Gewalt oder andere schlimme Dinge könnten auch in der Kinderspieltherapiestunde geschehen.

Erst nach vielen Stunden fing Claudia an, mit mir zu sprechen und mir schöne Erlebnisse vom Wochenende mit ihrer Mutter zu erzählen. Es war deutlich zu erkennen, wie sie ihre Welt schönfärbte. Über den abwesenden Vater, die erlebte Gewalt, die Panik und die Angst sprach sie noch lange nicht. Ein halbes Jahr später begann sie im Spiel mit den Handpuppen, dann auch im Spiel am Puppenhaus sowie im Sandspiel, aggressive Szenen darzustellen und in das verbale Begleiten dieser Spiele auch verbale Auseinandersetzungen, Beschuldigungen und Vorwürfe einzuflechten. Es hörte sich so an, als inszeniere sie den Streit der Eltern auf der Spielebene. Das gab mir die Möglichkeit, entsprechend ihrem Wunsch mitzuspielen, bestimmte Parts zu übernehmen, bestimmte Protagonisten zu spielen und schließlich auch im Spiel zu intervenieren und ihr bei der Verarbeitung zu helfen. Offensichtlich hatte sie inzwischen so viel Vertrauen zu mir gefasst, dass sie die Konflikte, die sie innerlich mit Panik und Angst erfüllten, im Spiel in meinem Beisein darstellen und auf diese Weise mit meiner Hilfestellung als therapeutische Bindungsperson verarbeiten konnte. Ich konnte die Angst und die Bedrohungsgefühle, die im Spiel bei ihr deutlich sichtbar und erlebbar waren, mit ihr aushalten, diese für sie in Worte fassen und sie emotional dabei begleiten, so dass die Affekte sie nicht überkamen.

Claudias Mutter konnte ich schließlich dafür gewinnen, in eine eigene Therapie zu gehen, da sie sich selbst fragte, warum sie sich über viele Jahre hinweg Zurückweisung, Ablehnung und auch schon zu früheren Zeiten die Androhung von Gewalt hatte gefallen lassen. Die Eskalationen in der jüngsten Vergangenheit waren nur die Spitze des Eisberges in einer schon seit vielen Jahren konfliktreichen Partnerschaft gewesen. Die Mutter begann zu verstehen, dass diese Art, Konflikte zu übersehen, Auseinandersetzungen zu vermeiden und durch Ironie und verbale Abwertung den Partner zu provozieren, ihre Form der Aggression war und dass sie dies sehr gut von früher von ihren Auseinandersetzungen mit ihren Eltern kannte. Sie war fortan stark motiviert, sich in einer Therapie mit ihrer Kindheitsgeschichte und den aktuellen Erlebnissen auseinanderzusetzen, um diese besser zu verarbeiten und künftig weniger Stress zu erleben.

Claudia ging es nach einem Jahr wesentlich besser. Die Häufigkeit der Infekte nahm ab und die Zeiten, in denen sie in den Kindergarten ging, wurden länger. Die Mutter entschied sich nach Beratung mit mir dafür, Claudia noch ein Jahr länger im Kindergarten zu belassen und die Einschulung »zurückzustellen«. Auf diese Weise hatte das Mädchen die Möglichkeit, sich noch länger in der ihm bekannten Umgebung im Kindergarten, aber auch in der Kinderspieltherapie emotional zu stabilisieren, bevor es eingeschult wurde.

Die Mutter fand durch ihre Therapie so viel Stabilisierung, dass sie schließlich aus dem gemeinsamen Haus ausziehen konnte. Sie betrieb aktiv die Trennung, und mit guter rechtsanwaltlicher Beratung konnte sie ihrerseits mit ihrem Mann einen Kompromiss aushandeln, der »beide am Leben ließ«. Ich war sehr erfreut über diese Lösung und die konstruktive Mediation der partnerschaftlichen Konflikte, denn je besser die Eltern wieder miteinander ins Gespräch kamen und nach Lösungen suchten, umso entspannter erlebte ich Claudia in den letzten Spieltherapiestunden, wo sie mir von den Veränderungen zu Hause berichtete: so z. B. von dem Auszug, den Besuchswochenenden beim Vater und dem regelmäßigen Kontakt auch mit ihm, dem neuen Baby. Die Probleme, wegen denen sie zu mir gekommen war – die häufigen Infekte, der Rückzug in sich selbst, die (mit Krankheiten verbundene) Weigerung, in den Kindergarten zu gehen, und die Ängste beim Einschlafen –, waren schon lange kein Thema mehr.

Dieses Beispiel zeigt einmal mehr, wie sehr elterliche Auseinandersetzungen bzw. partnerschaftliche Konflikte sowie Gewalttätigkeit zwischen Vater und Mutter das Bindungssystem des Kindes stressen können, selbst wenn das Kind aus früherer Zeit sichere Bindungserfahrungen kennt. Die Symptombildungen sind ein typisches Zeichen dafür, wie groß der Stress des Kindes ist und wie auch auf physiologischer Ebene sein Immunsystem durch die dauerhafte

Stressbelastung aus der partnerschaftlichen Konfliktsituation der Eltern beeinflusst werden kann. Eine kindertherapeutische Behandlung, eine Mediation und eine Therapie der Eltern ist in derartigen Fällen dringend indiziert, um den Eltern durch gute partnerschaftliche Klärungsprozesse, aber auch dem Kind, letztendlich also allen Beteiligten, auf einen besseren Entwicklungsweg zu helfen.

Geschwisterrivalität

Eltern gehen davon aus, dass die Geburt eines Geschwisterkindes eine Bereicherung für das erste Kind und für die ganze Familie sein wird. Sie malen sich aus, wie die Geschwister harmonisch zusammen aufwachsen und miteinander spielen. Gelegentlich haben sie zwar schon von Geschwisterrivalität gehört, wissen, dass es dieses Problem zwischen Geschwisterkindern geben kann, sie hoffen und erwarten aber, dass ihr erstgeborenes Kind sich auf das kleinere Geschwisterkind freuen und es begeistert aufnehmen wird, um mit ihm zu spielen und mit ihm gemeinsam in geschwisterlicher Liebe aufzuwachsen.

In der Realität ist die Geschwisterrivalität jedoch manchmal sehr stark ausgeprägt; das ältere Geschwisterkind regrediert durch die Geburt eines Babys: Es spricht wieder in Babysprache, braucht eine Windel, möchte einen Schnuller und eine Flasche, will gestillt und gewiegt werden. Die Eltern sind überrascht, wenn sie dann statt einem Säugling *und* einem Kleinkind plötzlich wieder zwei »Babys« zu versorgen haben. Gleichzeitig sind die älteren Geschwisterkinder manchmal extrem frustriert und wütend, weil sie aus der gut versorgten »ersten« Position in der Geschwisterreihe »vertrieben« wurden, so dass sie ihre Aggressionen teils am Säugling ausleben. Dies kann verbal geschehen, etwa mit scharfen Äußerungen wie: »Jetzt können wir das Baby aber wieder zurückgeben, jetzt haben wir genug von dem Baby!« Manche Geschwisterkinder bringen ihre Frustration aber auch durch aggressive Handlungen zum Ausdruck, z.B. indem sie

Spielsachen in das Kinderbettchen werfen, das Baby schlagen oder beißen. Eltern sind in der Regel über das Verhalten des älteren Geschwisterkindes ganz entsetzt, da es nicht ihren Vorstellungen von geschwisterlicher Liebe entspricht, die von emotionaler Unterstützung, Harmonie und wechselseitiger Hilfestellung geprägt ist.

Wenn Kinder bereits in den Kindergarten gehen, haben sie eine gewisse Autonomie und Selbständigkeit erreicht, sie fühlen sich schon sehr als die »Großen«. Auf der einen Seite genießen sie es, sich vom Säugling mit seinen notwendigen Versorgungswünschen abzugrenzen, und betonen an jeder Stelle, was sie schon alles ganz alleine können. Ins Bett zu gehen, die Zähne zu putzen, auf den Stuhl zu klettern, alleine zu essen und in den Kindergarten zu gehen – dies alles ist auch eine besondere Form von Selbständigkeit. Auf der anderen Seite lösen die Beobachtung des Babys an der Mutterbrust, die intensive Nähe zur Mutter und auch das große Ausmaß an Fürsorge für das Baby Neid- und Rivalitätsgefühle aus, weil es dem Kindergartenkind vor Augen führt, dass es all dies nicht mehr haben kann. Der Preis, die oder der Größte zu sein, bedeutet den Verzicht auf die frühe emotionale und intensive Versorgung und Pflege durch die Mutter bzw. den Vater.

Wenn Eltern es geschickt anstellen, versorgt der Vater in einer solchen Situation verstärkt das Kindergartenkind und bemüht sich, mehr Zeit zum Spiel und zur Erkundung der Welt mit dem größeren Kind zur Verfügung zu haben, während die Mutter des Säuglings mit seiner Pflege und der frühen Versorgung intensiv beschäftigt ist. Dies kann dem älteren Geschwisterkind helfen, seine Erkundung der Welt auf der Basis einer sicheren emotionalen Bindung fortzusetzen und tatsächlich »die oder der Große« zu werden. Es kann aber vorkommen, dass das größere Geschwisterkind die Unterstützung vollkommen ablehnt, weil die regressiven Wünsche durch das Beobachten des Säuglings und seiner Versorgung so stark werden, dass Angebote des Vaters zur Exploration, verbunden mit Anreizen, welche die Neugier des Kindergartenkindes anstacheln sollen, strikt abgelehnt werden. Dann verlangt es – in Konkurrenz mit dem Säugling – die Fürsorge der Mutter. Die Erfüllung des idealisierten Wunsches, dass das größere Geschwisterkind mit dem kleineren spielen, sich an der Versorgung und Pflege beteiligen, ganz begeistert in Liebe über das süße Geschwisterbaby entbrennen möge, rückt für Eltern dann in weite Ferne.

Manchmal klagen die größeren Geschwisterkinder auch über körperliche Beschwerden wie Kopf- und Bauchschmerzen. Gelingt es ihnen, die Aufmerksamkeit der Bindungsperson »Mutter« auf sich zu ziehen, genießen sie es sehr, wenn sich diese dann ihnen zuwendet, sie untersucht, ihnen gar einen Tee kocht. Somit erobern sie sich über die körperlichen Beschwerden die Aufmerksamkeit und Zuwendung der Bindungsperson zurück.

Es braucht oft viel Fingerspitzengefühl und Verständnis der Eltern, dass sie nicht mit dem Kindergartenkind schimpfen, es nicht ins »Time-out« schicken, ihm keine Vorwürfe machen, ihm keine Schuldgefühle vermitteln – diese Art der Erziehung würde dem älteren Geschwisterkind nur großen Stress bereiten. Derlei Maßnahmen führen in der Regel zu einem weiteren Rückzug, es regrediert dann noch mehr oder bringt durch Aggressivität oder körperliche Beschwerden seine Not zum Ausdruck. Vielmehr ist es eine Herausforderung, die »unerhörte Botschaft« des Kindergartenkindes zu verstehen, wobei Eifersucht und Rivalität ganz normale Empfindungen sind, wenn Kinder – zumindest zeitweise – auf ihre Bindungsperson zugunsten eines jüngeren Geschwisterkindes verzichten müssen. Für die meisten erstgeborenen Kinder ist es eine vollkommen neue Erfahrung, weil sie bisher die Mutter noch nie mit jemand anderem, außer vielleicht mit dem Vater, teilen mussten, so dass sie im besten Sinne die volle Aufmerksamkeit für eine gesunde Entwicklung genossen haben. Zum Teil bedeutet die neue Situation Verzicht und Trauer; sie löst auch Ängste aus, ob man jemals wieder die volle Aufmerksamkeit und Zuwendung bekommen wird oder ob dies ein Dauerzustand sein könnte, so dass man als Erstgeborenes mit der Geburt des Geschwisterkindes bleibend in eine Position geraten ist, in der man immer verzichten muss.

Ältere Geschwisterkinder versuchen oft, diesen Zustand des Verzichts auf die Bindungsperson rückgängig zu machen oder zeitlich zu begrenzen. Wenn die älteren Kinder realisieren, dass das Baby für den Rest des Lebens ihr Geschwisterkind sein wird und dass die damit entstandene Dynamik in der Familie zeitlebens eine besondere sein wird, je nach Geschwisterfolge und Situation, erfolgt nicht selten ein Trauerprozess, so dass die Kinder auch Phasen haben, in denen sie depressiv, lethargisch, in sich zurückgezogen und offen traurig sind. Manche weinen darüber und beklagen sich bitterlich, dass alles anders geworden ist, seit das Baby geboren wurde. Sie können ihrem Schmerz und ihrer Trauer darüber Ausdruck verleihen, dass sie diese erste intensive emotionale Beziehung zur Mutter zum Teil verloren haben und jetzt zurückstehen müssen, zumindest zeitweise.

Den meisten Familien gelingt es nach einigen Monaten, wieder eine Balance zu finden. Dass sich die Dreierbeziehung, die vor der Geburt des zweiten Kindes bestand, um ein weiteres Familienmitglied, nämlich das Baby, erweitert, macht neue systemische Konstellationen möglich. Nicht selten gibt es dann Untergruppierungen, bei denen jeweils zwei aus der Familie Zeit miteinander verbringen. Dies kann den Vater und das ältere Geschwisterkind betreffen, aber auch die Mutter und das ältere Geschwisterkind, wenn diese sich, etwa sobald das Baby schläft, gezielt Zeit für gemeinsame Aktivitäten mit dem älteren Kind nimmt, dessen Wünschen entsprechend. Solche Aktivitäten können das Vorlesen eines Buches sein, gemeinsames Spielen im Garten oder auch eine Massage. Die Dauer der Gemeinschaft ist nicht so entscheidend, wichtiger ist die ungeteilte Aufmerksamkeit und emotionale Verfügbarkeit eines Elternteils für das ältere Geschwisterkind bei solchen gemeinsamen Aktivitäten.

Für Kinder, die ältere Geschwister haben, ergeben sich nach der Geburt eines weiteren Kindes andere Rivalitäten und Konstellationen. Das ehemalige Nesthäkchen befindet sich jetzt in einer »Sandwichposition« mit einem größeren Geschwisterkind, das schon alles darf und kann, und einem Baby, das den vollen Luxus der primären mütterlichen Versorgung genießt. Nicht selten haben Sandwichkinder das Gefühl, dass sie sich als mittleres Kind zwischen allen Fronten befinden – verloren und vergessen. Noch nicht so groß und selbständig wie die Großen, aber auch nicht mehr so klein wie die Kleinen bzw. das neue Baby, fühlen sie sich »zu gar nichts gut«. Sie fühlen sich übersehen, in ihren Anstrengungen und Leistungen und auch in ihrem Werben um Kontakt und Beziehung mit den elterlichen Bindungspersonen gar nicht mehr wahrgenommen.

Das folgende Beispiel illustriert diese Geschwisterrivalität und die zugehörige Dynamik aus bindungstheoretischer Sicht.

Beispiel: Ein Kindergartenkind mit extremer Ablehnung seines neugeborenen Geschwisters

Die Eltern meldeten sich gemeinsam zu einem Beratungsgespräch an. Als Grund für das Beratungsgespräch geben sie an: »Hass des Geschwisterkindes auf das neugeborene Baby«. Ich erschrak bei dem Wort »Hass«, wirkte es doch sehr hart. Es stellte sich aber heraus, dass die Eltern die Haltung ihrer Tochter Elena, eines sechs Jahre alten, cleveren Mädchens, treffend beschrieben hatten.

Im Erstgespräch berichteten sie verzweifelt, dass der Hass, den Elena auf ihren neugeborenen Bruder Max empfinde, offenbar grenzenlos sei. Sie wüssten sich keinen Rat mehr, wie sie damit umgehen könnten; alle bisherigen Versuche, Elena in irgendeiner Weise dazu zu bringen, etwas an ihrem kleinen Bruder nett, süß oder liebenswert zu finden, seien vollkommen gescheitert. Sie hätten ihre Tochter christlich erzogen, was bedeute, dass man jeden Menschen lieben müsse, also auch sein Geschwisterchen, dieses umso mehr, weil es doch aus dem gleichen Fleisch und Blut sei.

Elena habe sich während der Schwangerschaft auf das Baby gefreut. Sie habe auch gewusst, dass es ein Junge werden würde, und habe Vater-Mutter-Kind gespielt, so dass die Eltern ein harmonisches Miteinander mit dem neuen Geschwisterkind erwarteten. Die Hoffnungen der Eltern hätten sich aber nicht im Geringsten erfüllt.

Vielmehr begann Elena unmittelbar nach der Geburt, als Mutter und Sohn noch im Krankenhaus waren, auf Max zu schimpfen und wurde – wie die Eltern sagten – »zickig«. Sie wollte nicht mehr alleine ins Bett gehen, aß ihre Lieblingsspeisen nicht mehr, schüttete sogar ein Glas Saft in die frisch bezogene Wiege, so dass die Großmutter, die zu Hause auf Elena aufpasste, während die Mutter noch in der Klinik war, entsetzt war. Kaum war Max zu Hause, verschlimmerte sich Elenas Verhalten noch. Sie zeigte heftigste Ausbrüche von Rivalität und Neid, war wütend und klagte die Mutter an, warum sie diesen kleinen Bruder »angeschleppt« habe. Immer wieder weinte sie und beteuerte, Max sei zu nichts zu gebrauchen, sie sei auch ohne ihn glücklich gewesen, viel glücklicher als jetzt, und sie könne nur noch glücklich werden, wenn Max wieder wegkomme. Dabei stampfte sie mit dem Fuß auf, warf sich auf den Boden, schmiss Gegenstände um und riss die Tischdecke herunter, bis ihre Mutter sich mit ihr beschäftigte. Selbst das Stillen musste die Mutter unterbrechen, weil sie Elena vor ihrem aggressiven, auch sich selbst gefährdenden Verhalten einschränken musste.

Die Bindungsdiagnostik zeigte eine desorganisierte Bindung zwischen Mutter und Elena sowie eine sichere Bindung zum Vater. Die Mutter berichtete später, auch die erste Zeit mit Elena sei für sie nicht einfach gewesen. Sie sei damals sehr früh und eigentlich ungeplant schwanger geworden, aus religiösen Gründen habe sie sich dann aber für die Schwangerschaft entschieden und ihre Ausbildung unterbrochen, die sie nie wieder aufgegriffen habe. Somit sei Elena in gewisser Weise schuld daran, dass sie als Frau ihre Ausbildung nicht habe abschließen können. Sie sei zwar über die Geburt des Babys sehr glücklich gewesen, aber irgendwie habe sie – wenn sie heute auf diese Zeit zurückblicke – im ersten Lebensjahr der Tochter so etwas wie eine Depression durchgemacht. Phasen des Glücks hätten sich mit solchen der Traurigkeit, Verzweiflung und Ablehnung des Kindes abgewechselt.

Elena sei ein schwieriger Säugling gewesen, habe viel geweint und musste viel herumgetragen werden; manchmal sei sie, die

Mutter, deswegen erschöpft gewesen, habe Rückenschmerzen gehabt. An manchen Tagen habe sie Elena einfach in ihr Bettchen gelegt, sei aus dem Raum gegangen und habe im Wohnzimmer auf der Couch gesessen und nur noch geweint. Warum sie geweint habe, wisse sie gar nicht mehr, denn schließlich habe sie ein gesundes Kind gehabt und hätte Gott und der Welt auch deshalb danken sollen, weil ihre finanzielle Lage es erlaubte, nicht arbeiten gehen zu müssen. Alleinerziehende Mütter hätten es ohnehin viel schwerer als sie. Ihre Mutter sei alleinerziehend gewesen; ihr Vater habe die Familie verlassen, als sie sechs Jahre alt war. Darunter habe sie zeitlebens gelitten, weil ihre Mutter als Alleinerziehende mit den zwei Kindern – ihre Schwester sei noch im Säuglingsalter gewesen – immer überfordert gewesen sei. Sie habe später immer das Gefühl gehabt, der Mutter helfen zu müssen und ihr nichts recht machen zu können.

Ich schlug ihr vor, wir könnten mit Elena eine Kinderspieltherapie durchführen, und meinte, dies sei sinnvoll, da die Geschwisterrivalität doch sehr ausgeprägt sei. Die Mutter war hierüber sehr erfreut, denn sie machte sich wegen der Entwicklung ihrer Tochter große Sorgen. Zum Beispiel berichtete sie, dass sie in einer der letzten Nächte Elena am Bett des Babys vorgefunden habe; sie sei putzmunter gewesen, und sie, die Mutter, habe sich gefragt, was sie jetzt wohl aushecke. Zum ersten Mal habe sie Angst bekommen, Elena könne ihren Bruder mit dem Kissen ersticken. Diese Befürchtung drängte sich ihr auch deshalb auf, weil Elena tags zuvor einen Wutanfall gehabt und geschrien hätte, Max solle weg, sie hasse ihn und wünsche sich, dass er tot wäre.

In der Spieltherapie sah ich zunächst ein wohlerzogenes, braves sechsjähriges Mädchen, das sich sehr differenziert einbrachte und sichtbar die Spielstunde genoss. Elena zeigte mir, welche Spiele sie schon kannte, wie gut sie einige Regelspiele beherrschte und wie wichtig es ihr war zu gewinnen. Am Ende der Spielstunde fragte sie mich, ob sie öfter zur Spielstunde kommen könne.

Nach den nächsten Spieltherapiestunden fiel es ihr zunehmend schwerer zu gehen; sie wollte die Stunden verlängern, war am Schluss ärgerlich und enttäuscht, als wir aufhören mussten. In den Elterngesprächen berichtete ich den Eltern davon und motivierte Vater und Mutter, häufiger etwas mit Elena alleine zu unternehmen, weil diese offensichtlich von der emotional ungeteilten Zuwendung in der Spielstunde sehr profitiere und dies erkennbar genieße. Vielleicht sei dies schon etwas Balsam auf ihre verletzte Seele.

Irgendwann begann Elena extensiv mit dem Sandspiel. Dabei vergrub sie alle möglichen Babyfiguren im Sand. Auf ein Baby hatte sie es besonders abgesehen. Sie nannte es Max und sagte immer wieder: »Max ist Matsch und Max ist Quatsch und Max ist futsch und fatsch.« Dabei hatte sie eine diebische Freude daran, Max in den durchnässten Sand zu stecken, ihn zuzudecken und mit der Hand darauf zu hauen. Ihre ganze Aggressivität konnte sie in dieses Spiel einbringen. So ging es über mehrere Stunden, sie konnte gar nicht damit aufhören. Dabei war klar, dass sie sich ihren Bruder Max wegwünschte und wieder mit ihren Eltern allein sein wollte. Als ich diesen Wunsch einmal entsprechend formulierte, schaute sie mich mit großen strahlenden Augen an und rief laut »Ja!«. Dieses Ja klang einerseits sehr bestätigend, andererseits hatte es auch etwas aggressiv Verbittertes, ihre ganze Enttäuschung und Wut schwangen in diesem Ja mit.

Es folgte eine Therapiephase, in der sie sehr traurig und nachdenklich wurde, keine Lust mehr zum Spielen hatte, einfach nur in der Kissenecke sitzen wollte, um sich wie ein Baby einzurollen, und vorgab zu schlafen. Sie sagte zu mir, sie sei ein Baby, ich müsse ihr einen Brei kochen, eine Flasche geben, sie als Baby ansprechen und entsprechend versorgen. Ihre regressiven Wünsche nach Versorgung und Aufmerksamkeit sowie ihr Babyverhalten wurden einerseits im Spiel und in der Interaktion von ihr selbst dargestellt und eingebracht, gleichzeitig fand über mehrere Stunden ein Trauerprozess statt, in dem sie einmal sogar bitterlich weinte und klagte, wie schrecklich es sei, schon so groß zu sein. Sie habe vor einiger Zeit heimlich versucht, sich in das Bett von Max zu legen, aber es sei zu klein gewesen. Sie war entsetzt darüber, dass sie kein Baby mehr sein konnte, wollte den Babystatus aber noch nicht aufgeben und forderte von mir, »ein Babybett für Große« zu bauen.

Während Elena in der Spieltherapie intensiv damit beschäftigt war, ihre kindlichen Erfahrungen von Geschwisterrivalität, Neid und Eifersucht zu verarbeiten, knüpfte ich in den Elterngesprächen insbesondere an die Erfahrungen der Mutter aus ihrer eigenen Kindheit an, um mögliche Auswirkungen auf das Verhältnis Elenas zu ihrer Mutter zu erkunden. Denn Elena hatte eine desorganisierte Bindung zu ihrer Mutter, d. h. manchmal suchte sie deren Nähe, manchmal hatte sie aber auch Angst vor ihrer Mutter. Dies zeigte sich darin, dass sie Angebote der Mutter, auch etwas mit ihr alleine zu unternehmen, zwar intensiv einforderte; wenn die Mutter aber tatsächlich Zeit hatte und mit ihr etwas unternehmen wollte, stieß Elena ihre Mutter zurück und tobte. Die wenigen Möglichkeiten der gemeinsamen Aktivität »verbockte« sie sich schließlich selbst, wie die Mutter sagte. So führten Pläne für einen gemeinsamen Ausflug oder eine gemeinsame Aktivität immer wieder dazu, dass Mutter und Tochter frustriert zurückblieben.

Die Mutter erinnerte sich, dass auch sie immer »durch alle Raster gefallen« war. Ihre Mutter habe sie manchmal glatt übersehen oder sogar vergessen, für sie einen Teller zu decken. Wie hätte sie sich da nicht als fünftes Rad am Wagen fühlen sollen? Obwohl Elenas Mutter keine Therapie machte, konnten wir in den Elterngesprächen doch einiges von ihren Enttäuschungen und ihrem Schmerz über ihre Kindheit, ihre Geschwisterrivalität und ihre Rolle als ältestes Kind in ihrer Familie verarbeiten. Das machte sie für die Erfahrungen und Gefühle ihrer Tochter Elena zugänglicher, die sie einerseits besser verstehen lernte, aber auch emotional besser aushalten konnte, wenn diese ihre Wut und ihre Enttäuschung wegen Max der Mutter gegenüber äußerte.

Der Vater war eine wichtige hilfreiche weitere Bindungsperson für Elena, eine sichere emotionale Basis und eine Art »Rettungsinsel« für sie. Nachdem der Vater das verstanden hatte, unterstützte er Elena und begleitete sie in ihrer Wut, aber auch in ihrer Enttäuschung und ihrer Traurigkeit. Während der gemeinsamen Ausflüge mit dem Vater konnte Elena diesem vieles von dem erzählen, was sie bedrückte, worüber sie wütend und weshalb sie enttäuscht war, und auf diese Weise die gute Beziehung zum Vater für ihre eigene emotionale Stabilisierung nutzen.

Nach immerhin eineinhalb Jahren Therapie hatte Elena sowohl den Vater als auch mich – ihn in den Aktivitäten ihres Alltags, mich in der Therapie – so weit als sichere emotionale Basis genutzt, dass sie sich aus der emotionalen Krise, die fast einen Entwicklungszusammenbruch mit sich gebracht hatte, befreien konnte. Elena und ihre Mutter begannen, kleinere Ausflüge – und damit positive Erfahrungen – zu zweit zu machen, die nicht von großer Ambivalenz und heftigen Gefühlen aufseiten Elenas oder auch der Mutter begleitet waren. Max entwickelte sich, wie von allem unberührt, sehr gut, weil die Mutter die in der Elternberatung erlebte Stabilisierung für sich nutzen konnte, um wesentlich eindeutiger und emotional besser mit Max in Kontakt zu sein, als sie dies mit Elena während ihrer postpartalen Depression gekonnt hatte. Als die Eltern sich zum Ende der Therapie gemeinsam mit Elena und Max bei mir verabschiedeten, konnten sie sich sogar noch ein drittes Kind, also ein weiteres Geschwisterchen für Elena und Max, vorstellen.

TEIL 4

Prävention durch »B.A.S.E.® – Babywatching« im Kindergarten[1]

Frühzeitige Feinfühligkeits- und Empathieschulung von Kindergartenkindern

Allgemein wird die Entwicklung von aggressiven Verhaltensweisen und Gewalt in Kindergärten beklagt. Auch wenn die Untersuchungsergebnisse zur effektiven Zunahme von Gewalt und Aggression nicht eindeutig sind, sprechen doch viele Fakten dafür, dass die Form der aggressiven Auseinandersetzung und der Gewaltanwendung bereits bei Kindergartenkindern sich verändert hat, dass nämlich die aggressiven Handlungen selbst dann von Kindern fortgesetzt werden, wenn ihr Spielgefährte bereits blutend am Boden liegt. Die Möglichkeit der Einfühlung in die Situation des anderen scheint hierbei weitgehend verlorengegangen zu sein oder war womöglich nie vorhanden.

Die Bindungsforschung weist darauf hin, dass vermeidend gebundene Kinder im Kindergartenalter wesentlich weniger prosoziale Lösungen zu Bildergeschichten, die Konflikte darstellen, entwickeln als andere, die mit einem Jahr sicher gebunden waren. Deshalb wird diskutiert, ob einer sicheren Bindung mit einem Jahr eine gewisse protektive Funktion im Hinblick auf prosoziales Verhalten im Kindergartenalter zukommt. Diese Kinder können sich vielleicht empathischer, feinfühliger in die Welt eines anderen und auch in Konfliktsituationen ihres Gegenübers hineinversetzen und Lösungsmöglichkeiten

---

1 Dieser Teil ist eine überarbeitete Fassung der entsprechenden Passagen aus meinem Buch *Bindungsstörungen* (Brisch 2015), S. 294 f., 307–309.

finden, die letztendlich wegen der Empathiefähigkeit prosozialer orientiert sind.

Die Aggressionsforscher – hier sei Henry Parens (Parens & Kramer 1993) an vorderster Stelle genannt – gehen davon aus, dass es eine Form der prosozialen Aggression, wie etwa Erkundung und Kontaktsuchen, gibt, die sich von einer destruktiven Aggression unterscheidet. Die erste Form der Aggression sei durchaus motivational nachzuvollziehen und entspreche dem explorativen motivationalen System von Lichtenberg (Lichtenberg et al. 2000) oder der Explorationsfähigkeit auf dem Boden einer sicheren Bindungsbasis nach Bowlby (2008). Die zweite, destruktive Form der Aggression entspringt nach Parens einer als extrem erlebten Frustration. Eine solche extreme Frustration kann natürlich dann zustande kommen, wenn die Bindungsbedürfnisse von Kindern nicht ihrem Alter entsprechend befriedigt werden oder wenn sie durch Bindungsstörungen an einer gesunden Exploration und Loslösung gehindert werden (vgl. hierzu die Behandlungsbeispiele in Teil 3). Man kann sich nur annähernd vorstellen, welche Gefühle von Wut, Enttäuschung und letztlich Aggression einjährige vermeidend gebundene Kinder bereits unterdrücken müssen, um ihre Bindungsbedürfnisse gegenüber ihren Müttern oder anderen Bindungspersonen (z. B. Erzieherinnen) nicht zu äußern, wie es eigentlich ihrem motivationalen Bedürfnis entsprechen würde. Man kann sich aber vorstellen, dass sich diese Gefühle, die auch mit einer erheblichen physiologischen Spannung verbunden sind (Spangler & Schieche 1995), in anderen Beziehungskontakten entladen. Vielleicht reichen kleinere Beziehungsfrustrationen dann als »zündender Funke«. Dies könnte eine Erklärungsmöglichkeit für das Agieren von erheblichen Aggressionen auch bei ganz unbedeutenden Anlässen sein. Und vielleicht geht diesen Kindern mit extremer Bindungsstörung bei ausgesprochen unfeinfühligem Verhalten der Eltern oder der Erzieherinnen auch die Fähigkeit verloren, sich selbst feinfühlig, empathisch in die emotionale Welt eines Gegenübers einzufühlen. So wäre es verständlich, dass sie auch dann noch zuschlagen, wenn ein völlig wehrloses Kind überhaupt keine Bedrohung mehr darstellt.

Aus den genannten Gründen könnte eine frühzeitige Feinfühligkeits- und Empathieschulung von Kindergartenkindern eine korrigierende emotionale Erfahrung darstellen, die es erleichtern würde, einerseits angestaute Aggressionen aus Bindungserfahrungen mit den Eltern und anderen Bezugspersonen zu verstehen und andererseits Einfühlung zu lernen und neue Bindungserfahrungen zu machen, die eventuell korrigierenden Einfluss haben könnten. Parens (2014) hat auf diesem Hintergrund begonnen, in Kindergärten nach einem sehr differenziert ausgearbeiteten Programm eine Form des Feinfühligkeits- und Empathietrainings durchzuführen. Im Kindergarten wurden die Kinder von fremden Müttern mit ihren Säuglingen besucht. Sie lernten unter Anleitung, die Mutter-Kind-Interaktion zu beobachten, zu beschreiben und sich auf diese Weise in die Welt des Säuglings hineinzuversetzen.

Es zeigte sich, dass diejenigen Kinder, die ein solches Lernprogramm absolviert hatten, wesentlich feinfühliger untereinander reagierten und deutlich mehr prosoziales Verhalten zeigten als die Kinder einer Kontrollgruppe. Ähnliche Lernprogramme hat Parens für das Grundschulalter bis hin zur Abiturklasse ausgearbeitet, mit differenzierten Lernplänen, die jeweils der Altersstufe angepasste Lernziele – mit entsprechenden Operationalisierungen – umfassen. Ziel ist es jeweils, sich in emotionale Prozesse mit einer empathischen Haltung hineinzuversetzen und Konfliktlösungsstrategien zu entwickeln. Wenn in dieser Weise unter Einbeziehung bindungstheoretischer Erkenntnisse größere präventive Programme in Kindergärten eingeführt würden, könnte man unter Umständen der Aggression und der Gewalt in der Schule vorbeugend entgegenwirken. Zudem böte eine solche Arbeit langfristig auch Risikokindern aus schwierigen sozialen und häuslichen Verhältnissen eine emotionale und kognitive Korrekturerfahrung.

Ziel dieses Präventionsprogramms ist die sekundäre Prävention von aggressiven und ängstlichen Verhaltensstörungen bei 3- bis 6-jährigen Kindergartenkindern im Sinne der Entwicklung einer besseren Feinfühligkeit und Empathiefähigkeit. Kinder mit fehlender oder wenig ausgeprägter Empathiefähigkeit verhalten sich in Konflikten häufiger aggressiver gegenüber Gleichaltrigen und sind öfter unsicher gebunden. Kinder, die nach frühen Traumatisierungen eine Bindungsstörung entwickelten, haben extreme Schwierigkeiten, sich in die Fühl- und Denkwelt von anderen hineinzuversetzen (Taubner et al. 2014; von Wyl 2014).

Mit der Entwicklung der Fähigkeit zur Empathie und von selbstreflexiven Kompetenzen soll erreicht werden, dass sich Kinder weder feindselig noch ängstlich gegenüber anderen verhalten, da sie deren Absichten, Gefühle und Intentionen nun besser verstehen können. Stattdessen sollen sich die Kinder in der Kindergartengruppe kooperativer, prosozialer und insgesamt kreativer und aufmerksamer verhalten, wogegen Verhaltensstörungen wie Aggressivität, Unaufmerksamkeit, Hyperaktivität und oppositionelles Verhalten in den Hintergrund treten sollen.

Inhalte des Programms B.A.S.E.®

In diesem von Brisch (Brisch 2007, 2014b) entwickelten Programm, das auf den Arbeiten von Henri Parens beruht, beobachten 3- bis 6-jährige Kinder über den Zeitraum von ca. einem Jahr eine Mutter mit ihrem Säugling. Für viele Einzelkinder ist dies die erste und oft einzige Möglichkeit, die »Meilensteine der Entwicklung« eines Babys während des gesamten ersten Lebensjahres kontinuierlich zu beobachten. Der Säugling ist nur wenige Wochen alt, wenn die Mutter zum ersten Mal mit ihm in die Kindergruppe kommt und sich und ihren Säugling in einem Stuhlkreis von den Kindergartenkindern beobachten lässt. Diese Form der teilnehmenden Interaktionsbeobachtung kann nach der Geburt beginnen und wird ungefähr bis zum Ende des ersten oder bis Anfang des zweiten Lebensjahres fortgeführt. Wenn der Säugling zum freien Laufen gekommen ist und die ersten Worte spricht, verabschiedet sich die Mutter wieder aus diesem Stuhlkreis.

In der Regel kommt die Mutter mit ihrem Säugling einmal pro

Woche in den Stuhlkreis, und die Beobachtung des Säuglings und der Mutter wird für ca. 20 bis 30 Minuten durchgeführt. Dabei werden die Kinder angeleitet, wie sie Mutter und Kind und deren Interaktion beobachten sollen. Eine Erzieherin führt in der Regel die Gruppe, während eine andere die Beobachtung anleitet. Über die Durchführung der Beobachtung wird Protokoll geführt. Dabei fokussiert die Erzieherin auf verschiedene Ebenen der Beobachtung: Die Kinder beschreiben unter Anleitung der Erzieherin sowohl, was die Mutter mit dem Säugling macht, d.h. wie die Handlungsebene aussieht, als auch, was der Säugling in der gleichen Zeit unternimmt und wie beide sich wechselseitig in ihrer Interaktion beeinflussen. Danach – oder gleichzeitig – machen sich die Kinder Gedanken über die Motivation der Handlung von Mutter und Kind. Eine dritte Ebene der Beobachtung ist die emotionale Ebene: Die Kinder fühlen sich in die emotionale Situation von Mutter bzw. Baby ein und müssen Fragen beantworten, wie es der Mutter und dem Baby in dieser oder jener Form der Interaktion emotional geht. Die letzte Stufe der Babybeobachtung ist die Stufe der Empathie. Hierbei müssen die Kinder die Frage beantworten, wie es ihnen selbst erginge und was sie selbst emotional erleben würden, wenn sie sich einmal probeweise in die Position der Mutter bzw. des Babys hineinphantasieren.

Ergebnisse einer Pilotstudie

In einem prospektiv randomisierten Design mit einer Kontrollgruppe wurden in einem Kindergarten die Verhaltensauffälligkeiten von Kindern (N = 50) *vor* dem Babywatching und *ein Jahr danach* eingeschätzt. Sowohl die Erzieherinnen als auch die Eltern füllten neben verschiedenen anderen Fragebögen auch die Child-Behavior-Checklist (CBCL; Schmeck et al. 2001) aus, mit der Verhaltensauffälligkeiten gemessen werden konnten. Die Ergebnisse vor dem Beginn und am Ende der Intervention nach einem Jahr Babywatching wurden miteinander verglichen.

Es zeigten sich signifikante Unterschiede zwischen der Kontrollgruppe und der Interventionsgruppe nach Babywatching. Insgesamt fanden sich – im Vergleich mit der Kontrollgruppe – bei Jungen und Mädchen in der Interventionsgruppe positive Effekte. Die positiven Veränderungen betrafen sowohl externalisierende als auch internalisierende Störungen. Sowohl die Jungen als auch die Mädchen verhielten sich gemäß der Einschätzung der Erzieherinnen und auch der Eltern nach einem Jahr weniger aggressiv, zeigten mehr Aufmerksamkeit und weniger oppositionelles Verhalten. Zusätzlich fanden sich positive Veränderungen bei internalisierenden Störungen, denn sowohl Jungen wie Mädchen waren auch weniger ängstlich-depressiv, zogen sich nicht so schnell zurück und waren in Konfliktsituationen emotional reaktiver. Die Mädchen in der Interventionsgruppe (nicht die Jungen) fielen nach Einschätzung ihrer Erzieherinnen zudem dadurch auf, dass sie über weniger körperliche Beschwerden klagten und, nach der Einschätzung ihrer Eltern, auch weniger Schlafstörungen hatten.

In den Ergebnissen und Einschätzungen der positiven Veränderungen stimmten Erzieherinnen und Eltern in der Grundrichtung überein. Bei der Kontrollgruppe konnten diese Veränderungen nicht festgestellt werden. Eine weitere Überprüfung der Effekte im Kindergartenalter erfolgt gerade in einem großen Forschungsprojekt in Frankfurt am Main (vgl. www.base-babywatching-frankfurt.de). Die Möglichkeit zu weiterer Information und zum Kontakt bietet die Internetseite *http://www.base-babywatching.de.*

TEIL 5

Zusammenfassung und Ausblick

Die Bindungsentwicklung ist während der ersten Lebensjahre sehr störanfällig und durch viele Stressoren leicht zu irritieren. Jegliche Form von äußerer und innerer emotionaler Sicherheit, welche die Eltern und weitere Bindungspersonen (z.B. Erzieherinnen, Tagesmütter) in den ersten Jahren und während des Kindergartenalters ihrer Kinder erfahren, fördert die Entwicklung einer sicheren Bindung. Durch vielfältige Symptome des Kindes kann Angst das vorherrschende Gefühl werden, das die Mutter bzw. den Vater bestimmt. Wenn aber die Eltern große Angst erleben, wird ihr eigenes Bindungsbedürfnis aktiviert. Ängstliche Eltern können in der Bindungsentwicklung zu ihrem Kind überängstlich, gehemmt oder hilflos reagieren. Oft können sie nur eingeschränkt die Signale ihres Kindes wahrnehmen, richtig interpretieren und angemessen und prompt reagieren. Es besteht die Gefahr, dass die Eltern eigene ungelöste Affekte auf die Kinder projizieren, besonders wenn traumatische ungelöste Situationen aus ihrer eigenen Vergangenheit wieder wachgerufen werden.

Die theoretischen Überlegungen sowie die Ausführungen zur Bindungstherapie und die Behandlungsbeispiele in diesem Buch zeigen, welch große Bedeutung dem Bereich der Bindung auch im Kindergartenalter zukommt. Gerade in dieser Zeit kann eine Fülle von Problemen und Fragen im Zusammenhang mit Bindung auftauchen – verschiedenste Entwicklungen, Komplikationen, Schwierigkeiten, die für die Bindung zwischen Eltern und Kind und für das künftige Leben beider große Bedeutung haben. Hierzu gehören alte negative Bindungserfahrungen der Eltern, die durch das Verhalten des Kindergartenkindes »getriggert« werden können, d.h. wie »Gespenster aus der Vergangenheit« wieder auftauchen.

Nur so ist es verständlich, dass auch im Kindergartenalter viele Bindungsprozesse »schieflaufen«. Das heißt, es kommt zu dissoziativen Prozessen, indem frühere negative Erfahrungen mit Gewalt und Bedrohung durch Bindungspersonen von den Eltern ganz abgespalten werden, oder aber die unverarbeiteten Gefühle werden durch das Verhalten des Kindergartenkindes so intensiv reaktiviert, dass die Eltern von Stress überflutet werden. Unter diesen stressvollen Umständen ist es schwieriger, dass die Eltern zu ihrem Kindergartenkind eine gesunde, sichere Bindung aufbauen oder aufrechterhalten.

Auf diesem Hintergrund wurde an den Behandlungsbeispielen dargestellt, wie frühzeitige Interventionen in Form von Beratung und auch Therapie den Eltern und Kindern beim Bindungsaufbau helfen können; trotz widriger Umstände und früherer emotionaler Verletzungen und Traumatisierungen können Eltern so mit ihrem Kind erfahren, wie feinfühlige Interventionen – und eventuell auch eine eigene Therapie – ihnen helfen können, eine sichere Bindung zu ihrem Kind zu entwickeln. Die Beispiele zeigen auch, wie die Kinder in der Kinderspieltherapie ihrerseits ihre Ängste und Bindungsverletzungen inszenieren und hoffen, dass sie von den Therapeuten verstanden werden und sie eine Hilfestellung erfahren, die mit den Erfahrungen verbundenen Affekte zu verarbeiten.

Es besteht kein Zweifel, dass Eltern und Kinder im Kindergartenalter von frühzeitiger Beratung und auch psychotherapeutischer Intervention, die einen Fokus auf der Bindungsperspektive hat, profitieren können; jetzt werden die Weichen für die künftige Entwicklung gestellt, denn eigene Traumatisierungen stoßen transgenerationale Prozesse an, in denen die Kinder von den traumatischen Erfahrungen der Eltern auch im Kindergartenalter »geprägt« werden. Alternativ können Symptome des Kindes und die dabei entstehenden stressvollen Bedingungen – einschließlich der Reaktivierung von Traumatisierungen der Eltern aus früherer Zeit – genutzt werden, um Verarbeitungsprozesse auf den Weg zu bringen; aus dem Risiko und der Belastung wird also eine Chance, die ergriffen wird.

Die Fallbeispiele dieses Buchs sollten zeigen, wann und wo Bindungsperspektiven eine Rolle spielen und fruchtbar gemacht werden können sowie welche Haltung und welche Perspektive einer therapeutischen Verarbeitung nützlich sind. Alle Fallbeispiele zeigen, dass Eltern von dieser Art des bindungsorientierten Zugangs profitieren konnten und so die Weichen für eine mögliche weitere positive Bindungsentwicklung gestellt werden können.

Ansätze einer bindungsorientierten Prävention für Kindergartenkinder, wie sie durch das Programm »B.A.S.E.® – Babywatching« bereits realisiert sind, könnten für viele Kinder in diesem Alter bei der Entwicklung von Empathiefähigkeiten sehr hilfreich sein.

Es wäre wünschenswert, dass solche präventiven Interventionen dazu führten, dass viele Kinder durch die Beobachtung einer feinfühligen Mutter/Vater-Kind-Interaktion selbst empathiefähiger werden und diese Fähigkeit schließlich auch im gemeinsamen Spiel mit anderen Kindern im Kindergarten anwenden können. Auf diese Weise könnte man dem Ziel näher kommen, möglichst viele Kinder – trotz eventueller Anfangsschwierigkeiten in der Säuglings- und Kleinkindzeit – langfristig auch noch im Kindergartenalter auf den Weg einer sicheren Bindung zu führen und ihre sozial-emotionale Kompetenz im Kindergartenalter weiter zu fördern. Eine solche Entwicklung wäre eine gute Voraussetzung, damit sich die Kinder in der nächsten Altersstufe – dem Grundschulalter – erfolgreich auf die vielen neuen Herausforderungen des Lernens in der Schule erfolgreich einlassen können (s. hierzu den nächsten Band der Reihe »Bindungspsychotherapie – Bindungsbasierte Beratung und Therapie« zum Grundschulalter).

Literatur

Allen, J. G. & Fonagy, P. (Hrsg.) (2006). *Mentalisierungsgestützte Therapie.* Stuttgart: Klett-Cotta.

Bowlby, J. (1995). *Elternbindung und Persönlichkeitsentwicklung. Therapeutische Aspekte der Bindungstheorie.* Heidelberg: Dexter.

Bowlby, J. (2001). *Frühe Bindung und kindliche Entwicklung.* 4. Aufl. München, Basel: Ernst Reinhardt.

Bowlby, J. (2008). *Bindung als sichere Basis: Grundlagen und Anwendungen der Bindungstheorie.* München, Basel: Ernst Reinhardt.

Brinich, E. (1987). *Zusammenhänge zwischen Sicherheit der Mutter-Kleinkind-Bindung und Wachstumsrückständen.* Phil. Diss., Fachbereich Philosophie und Sozialwissenschaften I der Freien Universität Berlin.

Brisch, K. H. (2004). Bindungs- und Traumabearbeitung mit der Screentechnik. Paper, vorgestellt beim Wiss. Symposium, Ludwig-Maximilians Universität, München, 15.–16. 11. 2004.

Brisch, K. H. (2006). Die Screentechnik in der psychotherapeutischen Behandlung von posttraumatischen Belastungsstörungen. Paper, Vorgestellt beim Wiss. Seminar über psychotherapeutische Behandlungsmethoden in der Psychotraumatologie, München, 13. 2. 2006.

Brisch, K. H. (2007). B.A.S.E.® – Babywatching im Kindergarten. Baby-Beobachtung gegen Aggression und Angst zu Förderung von Feinfühligkeit und Empathie. Regie: Lydia Oehling. DVD. Laufzeit 58 Min., Format 16:9, Farbe. www.base-babywatching.de. München.

Brisch, K. H. (2009). »Schütze mich, damit ich mich finde.« Bindungspädagogik und Neuerfahrung nach Traumata. In: J. Bausum, L. Besser, M. Kühn & W. Weiß (Hrsg.), *Traumapädagogik. Grundlagen, Arbeitsfelder und Methoden für die pädagogische Praxis.* Weinheim, München: Juventa Verlag, S. 139–156.

Brisch, K. H. (2012a). *Bindung und EMDR: Grundlagen für die therapeutische Bindungsbeziehung und die Behandlung von Bindungstraumatisierungen.* Paper, vorgestellt beim EMDRIA-Tag Köln, 2. 6. 2012.

Brisch, K. H. (2012b). *Die EMDR-Methode in der Behandlung von Patienten mit Bindungstraumatisierungen.* Paper, vorgestellt beim EMDRIA-Tag, Köln, 2. 6. 2012.

Brisch, K. H. (2012c). Bindungsstörungen und ihre Therapie nach Gewalterfahrungen in der Kindheit. *Interdisziplinäre Fachzeitschrift für Prävention und Intervention Kindesmisshandlung und -vernachlässigung,* 15, S. 126–147.

Brisch, K. H. (2014a). EMDR bei Bindungstraumatisierungen. In: A. Hofmann (Hrsg.), *EMDR Praxishandbuch zur Behandlung traumatisierter Menschen*. 5. Aufl. Stuttgart Thieme, S. 211–216.

Brisch, K. H. (2014b). German perspectives on Henri Parens' pioneering work in Philadelphia: The development of attachment-based parenting programmes. In: R. N. Emde & M. Leuzinger-Bohleber (Hrsg.), *Early parenting and prevention of disorder. Psychoanalytic research at interdisciplinary frontiers*. London: Karnac, S. 200–212.

Brisch, K. H. (2015). *Bindungsstörungen. Von der Bindungstheorie zur Therapie*. 13. Aufl. Stuttgart: Klett-Cotta.

Cassidy, J. & Marvin, R. S. (1992). *Attachment organization in preschool children: Procedures and coding manual*. 4. Aufl. Seattle, WA: MacArthur Work Group on Attachment.

Eichhorn, C. & Ganssauge, V. (1998). *Bindung im Vorschulalter. Ein Vergleich zwischen einem Geschichtenergänzungsverfahren und dem Separation Anxiety Test*. Unveröffentlichte Diplomarbeit, Universität Heidelberg.

Förstl, H. (2007). *Theory of Mind. Neurobiologie und Psychologie sozialen Verhaltens*. Heidelberg, Springer Medizin.

George, C. et al. (1984). *Adult Attachment Interview*. Department of Psychology: University of California, Berkeley.

Gloger-Tippelt, G. (1997). Das Adult Attachment Interview: Konzeption, Methode und Erfahrungen im deutschen Sprachraum. *Kindheit und Entwicklung*, 6 (3), S. 161–173.

Gloger-Tippelt, G. & König, L. (2009). *Bindung in der mittleren Kindheit. Das Geschichtenergänzungsverfahren zur Bindung 5- bis 8-jähriger Kinder (GEV-B)*. Mit DVD. Weinheim: Beltz.

Hofmann, A. (2003). Mit EMDR aus der Wortlosigkeit. In: G. H. Seidler, P. Laszig, R. Micka & B. V. Nolting (Hrsg.), *Aktuelle Entwicklungen in der Psychotraumatologie*. Gießen: Psychosozial-Verlag, S. 153–164.

Hofmann, A. (2014). *EMDR in der Therapie psychotraumatischer Belastungssyndrome*. 5. Aufl. Stuttgart: Thieme.

Hofmann, A. & Besser, L.-U. (2003). Psychotraumatologie bei Kindern und Jugendlichen. Grundlagen und Behandlungsmethoden. In: K. H. Brisch & T. Hellbrügge (Hrsg.), *Bindung und Trauma. Risiken und Schutzfaktoren für die Entwicklung von Kindern*. Stuttgart: Klett-Cotta, S. 172–202.

Holmes, J. (2002). *John Bowlby und die Bindungstheorie*. München, Basel: Ernst Reinhardt.

Holmes, J. (2006). Mentalizing from a psychoanalytic perspective: What's new? In: J. G. Allen & P. Fonagy (Hrsg.), *Handbook of mentalization-based treatment*. Chichester, GB: John Wiley & Sons, S. 31–50.

Holmes, J. (2012). *Sichere Bindung und Psychodynamische Therapie*. Stuttgart: Klett-Cotta.

Johnson, D. E. & Internationales Adoptionsprojekt-Team (IAP) (2006). Zusammenhänge zwischen dem Wachstum von psychisch belasteten Kindern und kognitiver sowie emotionaler Entwicklung. In: K. H. Brisch & T. Hellbrügge (Hrsg.), *Kinder ohne Bindung. Deprivation, Adoption und Psychotherapie.* Stuttgart: Klett-Cotta, S. 138–160.

Lichtenberg, J. D., Lachmann, F. M. & Fosshage, J. L. (2000). *Das Selbst und die motivationalen Systeme. Zu einer Theorie psychoanalytischer Technik.* Frankfurt a. M.: Brandes & Apsel.

Main, M. (1995). Recent studies in attachment: Overview, with selected implications for clinical work. In: S. Goldberg, R. Muir & J. Kerr (Hrsg.), *Attachment theory: Social, developmental, and clinical perspectives.* Hillsdale, NJ: Analytic Press, S. 407–474.

Main, M., Goldwyn, R. & Hesse, E. (2003). *The Adult Attachment Interview: Scoring and classification system, Version 7.2.* Berkely: University of California.

McKenna, J. J. & McDade, T. (2005). Why babies should never sleep alone: A review of the co-sleeping controversy in relation to SIDS, bedsharing and breast feeding. *Paediatric Respiratory Reviews,* 6 (2), S. 134–152.

Meins, E., Fernyhough, C., Wainwright, R., Das Gupta, M., Fradley, E. & Tuckey, M. (2002). Maternal mind-mindedness and attachment security as predictors of theory of mind understanding. *Child Development,* 73 (6), S. 1715–1726.

Parens, H. (2014). The evolution of an early parenting education programme, its follow-up, and its implications. In: R. N. Emde & M. Leuzinger-Bohleber (Hrsg.), *Early parenting and prevention of disorder. Psychoanalytic research at interdisciplinary frontiers.* London: Karnac, S. 186–199.

Parens, H. & Kramer, S. (Hrsg.) (1993). *Prevention in mental health.* Northvale NJ, London: Jason Aronson.

Schmeck, K. et al. (2001). Discriminant validity of the Child Behaviour Checklist CBCL-4/18 in German samples. *Euopean Child and Adolescent Psychiatry,* 10 (4), S. 240–247.

Schultz-Venrath, U. (2013). *Lehrbuch Mentalisieren. Psychotherapien wirksam gestalten.* Stuttgart: Klett-Cotta.

Spangler, G. & Schieche, M. (1995). Psychobiologie der Bindung. In: G. Spangler & P. Zimmermann (Hrsg.), *Die Bindungstheorie. Grundlagen, Forschung und Anwendung.* Stuttgart: Klett-Cotta, S. 297–310.

Spitz, R. A. (1945). Hospitalism: An inquiry into the genesis of psychiatric conditions in early childhood. *Psychoanalytic Study of the Child,* 1, S. 53–74.

Spitz, R. A. (1946). Hospitalism: A follow-up report. *Psychoanalytic Study of the Child,* 2, S. 113–116.

Taubner, S., Fritsch, S., Lück, M., Vesterling, C., Böhmann, J. & Stumpe, A. (2014). Mentalisierung und Bindungstransmission. *Praxis der Kinderpsychologie und Kinderpsychiatrie,* 63 (9), S. 699–722.

Uvnäs-Moberg, K. (2015). Bindungsunsicherheit und unzureichende Funktion des Oxytocin-Systems. In: K. H. Brisch (Hrsg.), *Bindung und Psychosomatik.* Stuttgart: Klett-Cotta, S. 107–134.

von Wyl, A. (2014). Mentalisierung und Theory of Mind. *Praxis der Kinderpsychologie und Kinderpsychiatrie,* 63 (9), S. 730–737.

Über den Autor

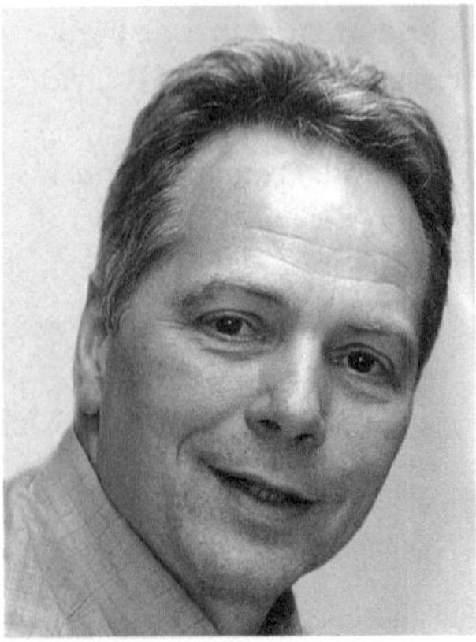

Karl Heinz Brisch,
Dr. med. habil., Univ.-Prof. an der Paracelsus Medizinischen Privatuniversität (PMU) in Salzburg, ist Facharzt für Kinder- und Jugendpsychiatrie, Psychiatrie und Psychosomatische Medizin und Psychotherapie sowie Neurologie; Psychoanalytiker. Ausbildung in spezieller Psychotraumatologie für Kinder, Jugendliche und Erwachsene. Brisch leitete über viele Jahre die Abteilung für Pädiatrische Psychosomatik und Psychotherapie am Dr. von Haunerschen Kinderspital der Universität München. Heute ist er Vorstand des weltweit ersten Lehrstuhls für Early Life Care und leitet das gleichnamige Forschungsinstitut an der Paracelsus Medizinischen Privatuniversität in Salzburg.